KATHRIN DÜCKER

SCHMERZFREI *bei* ARTHROSE

Das 4-Wochen-Ernährungsprogramm

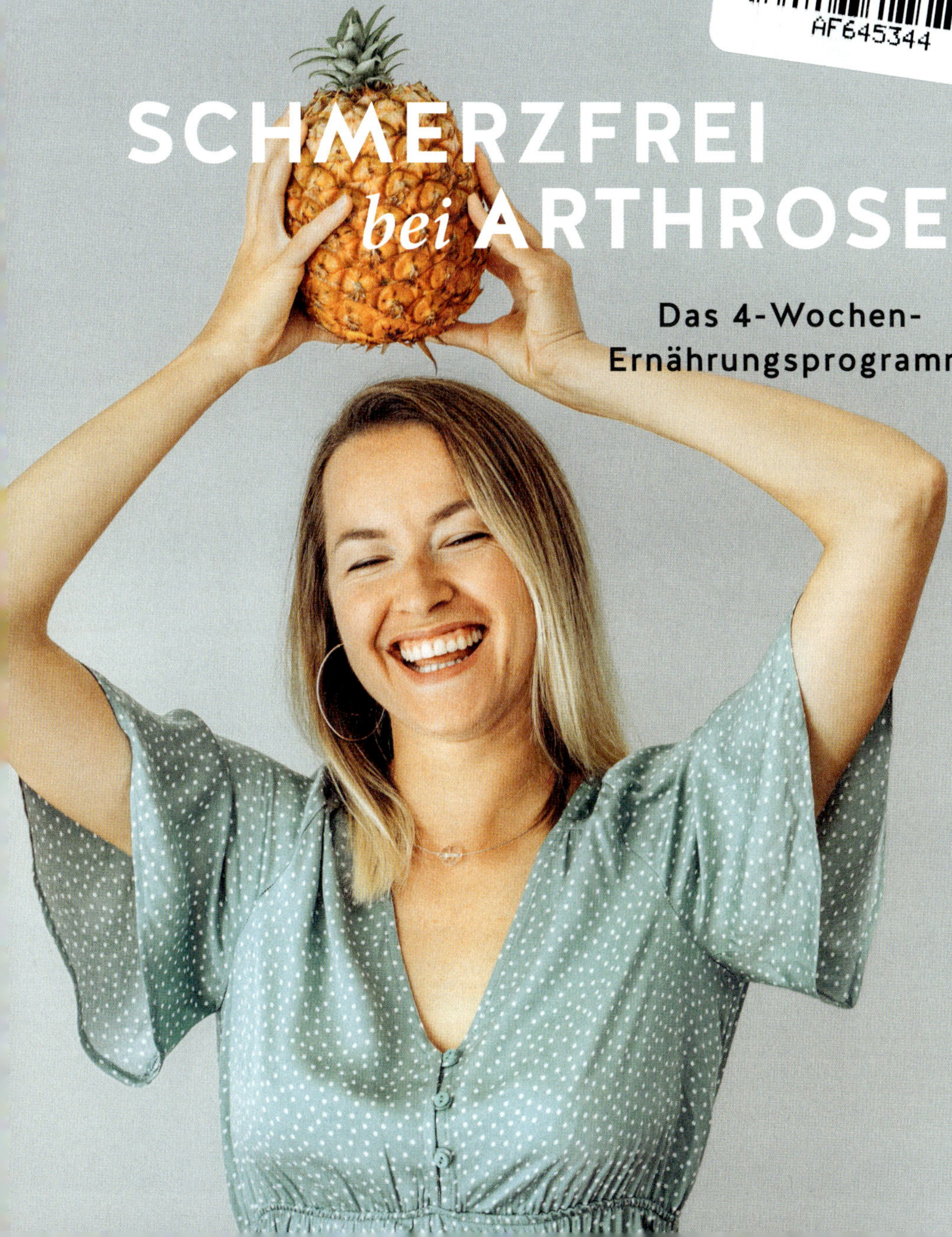

THEORIE

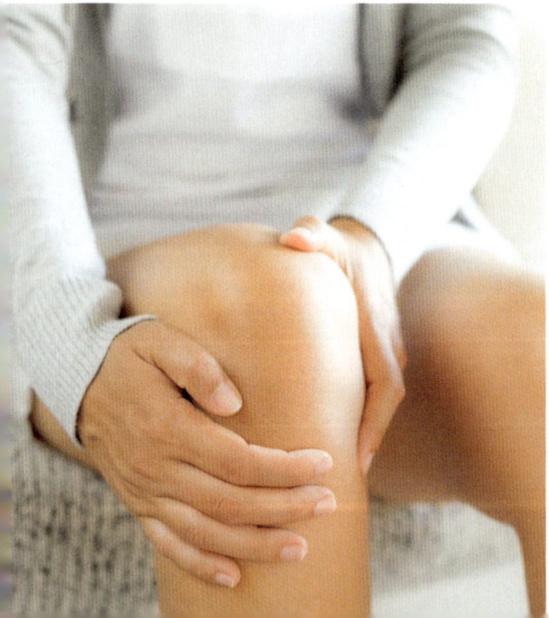

PRAXIS

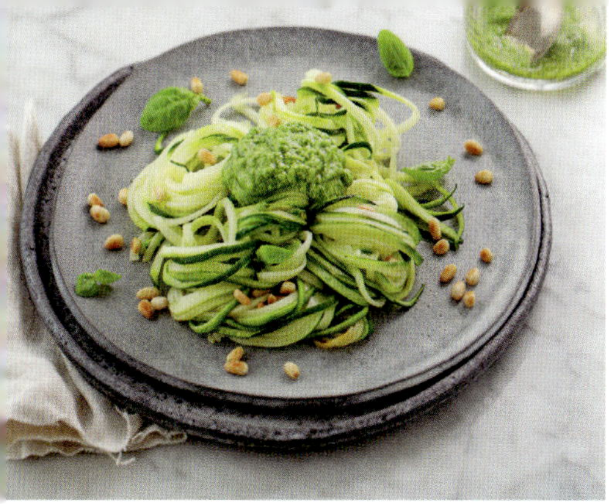

SERVICE

Arthrose ist kein Schicksal. Mit einer Kombination aus der richtigen Ernährung und dem passenden Lebensstil können Sie die Gelenkbeschwerden erfolgreich in den Griff bekommen. Für weniger Schmerzen, mehr Beweglichkeit und volle Lebensfreude.

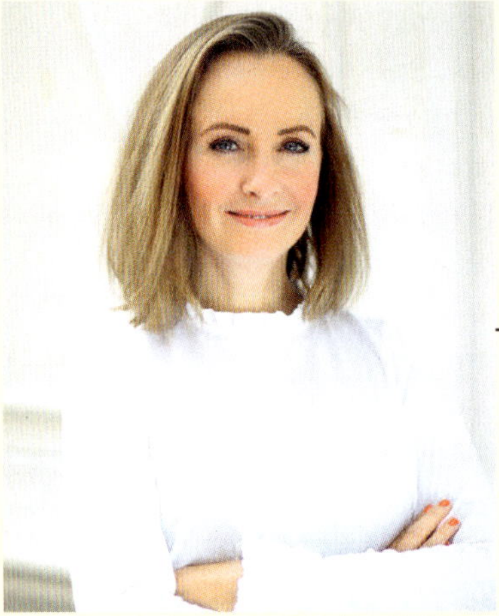

Kathrin Dücker

ist Autorin und zertifizierte ganzheitliche Ernährungsberaterin mit Fokus auf Arthrose und Gelenkbeschwerden. Sie war Anfang 30, als bei ihr 2011 Arthrose in den Fingergelenken diagnostiziert wurde. Daraufhin begann sie zu recherchieren und stellte ihre Ernährung grundlegend um. Die Schmerzen waren innerhalb weniger Wochen verschwunden. Seither beschäftigt sie sich intensiv mit dem Thema Ernährung und Gesundheit und hilft heute Menschen mit Arthrose und Gelenkschmerzen, ihre Ernährung und ihren Lebensstil so umzustellen, dass sie wieder beschwerdefrei leben können. Kathrin Dücker lebt mit ihrer Familie in München.

EIN WORT VORAB

»Du bist, was du isst« – auf Arthrose-Patienten trifft diese Aussage in besonderem Maße zu. Denn heute weiß man: Arthrose ist in erster Linie eine sogenannte Lebensstilerkrankung. Was wir essen, was wir wiegen, wie viel wir uns bewegen – all diese Faktoren spielen eine Rolle.
Dies ist erst einmal eine gute Nachricht, denn sie bedeutet, dass sich mit der Diagnose Arthrose niemand mehr abfinden muss. Arthrose ist kein Schicksal, dem man machtlos ausgeliefert ist. Dank neuer Studien wissen wir, dass es sich um eine Zivilisationserkrankung handelt, bei der sich auch im fortgeschrittenen Stadium noch viel bewirken lässt. Durch die Kombination aus einer entzündungshemmenden pflanzenbasierten Ernährung und einer gesundheitsfördernden Veränderung des Lebensstils kann der Krankheitsverlauf deutlich verbessert werden. Die Schmerzen lassen nach oder verschwinden sogar ganz, die Gelenke werden wieder beweglicher, sind besser mit wichtigen Nährstoffen versorgt und Gelenkersatzoperationen lassen sich aufschieben oder werden sogar überflüssig.
Dieser Ratgeber erklärt Ihnen die Zusammenhänge zwischen Gelenkbeschwerden, Ernährungsweise und Lebensstil. Die Ursachen von Arthrose werden erläutert und es werden vielfältige Möglichkeiten aufgezeigt, wie die Beschwerden erfolgreich bekämpft werden können. Tipps für mehr Bewegung und eine erfolgreiche Gewichtsreduktion sowie unkomplizierte, alltagstaugliche Rezepte, die entzündungshemmend, schmerzsenkend und knorpelstabilisierend wirken, runden das Konzept ab.

Beginnen Sie also am besten gleich heute mit der Umstellung –
Ihre Gelenke werden es Ihnen danken!

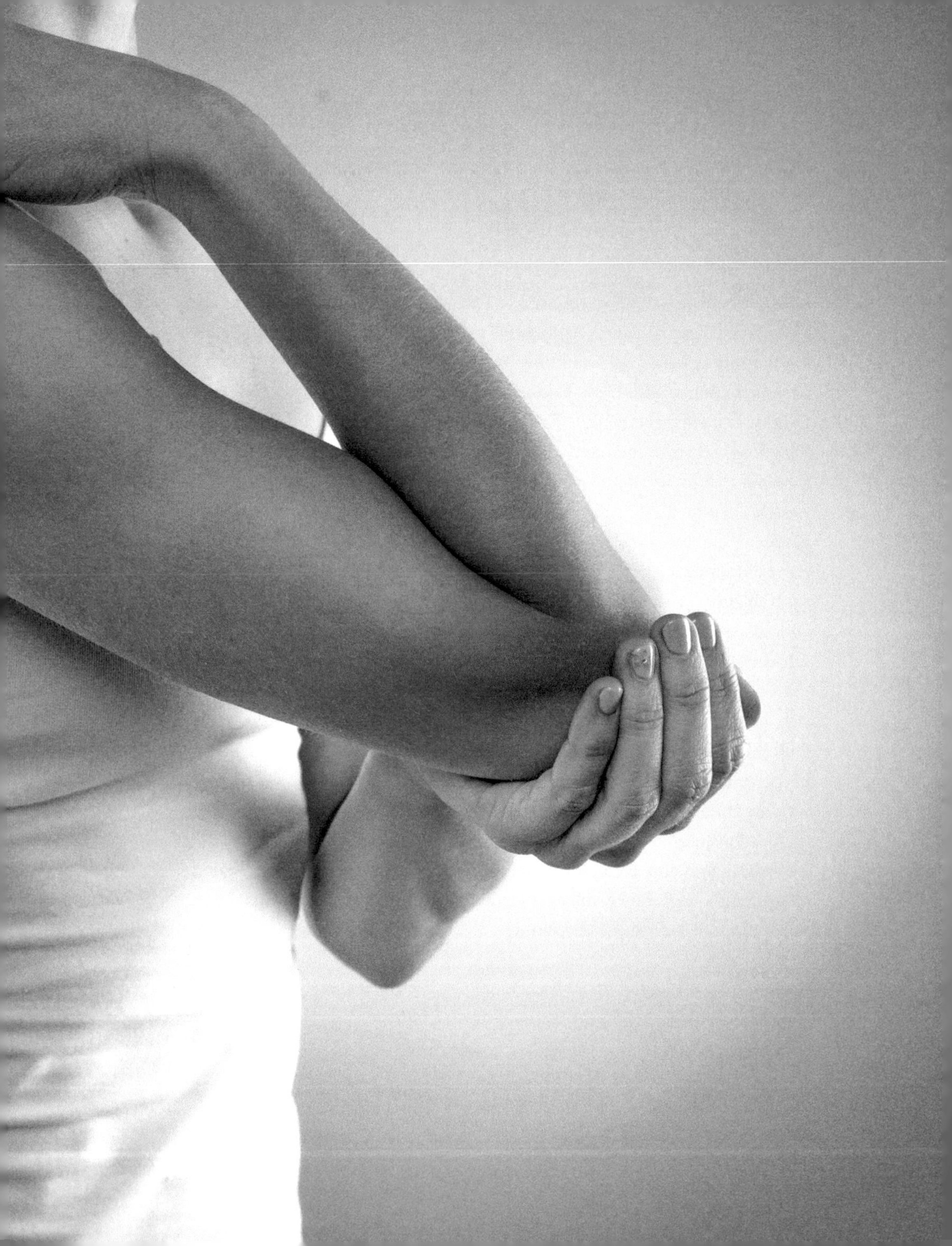

DREH- UND ANGELPUNKT

Unseren Gelenken schenken wir meist erst Aufmerksamkeit, wenn sie wehtun. Das ist eine Nachlässigkeit. Denn ohne Gelenke können wir uns nicht bewegen. Es lohnt sich also zu fragen, wie diese Scharniere unseres Körpers eigentlich aufgebaut sind, wie sie funktionieren und woran es liegt, wenn sie uns den Dienst versagen.

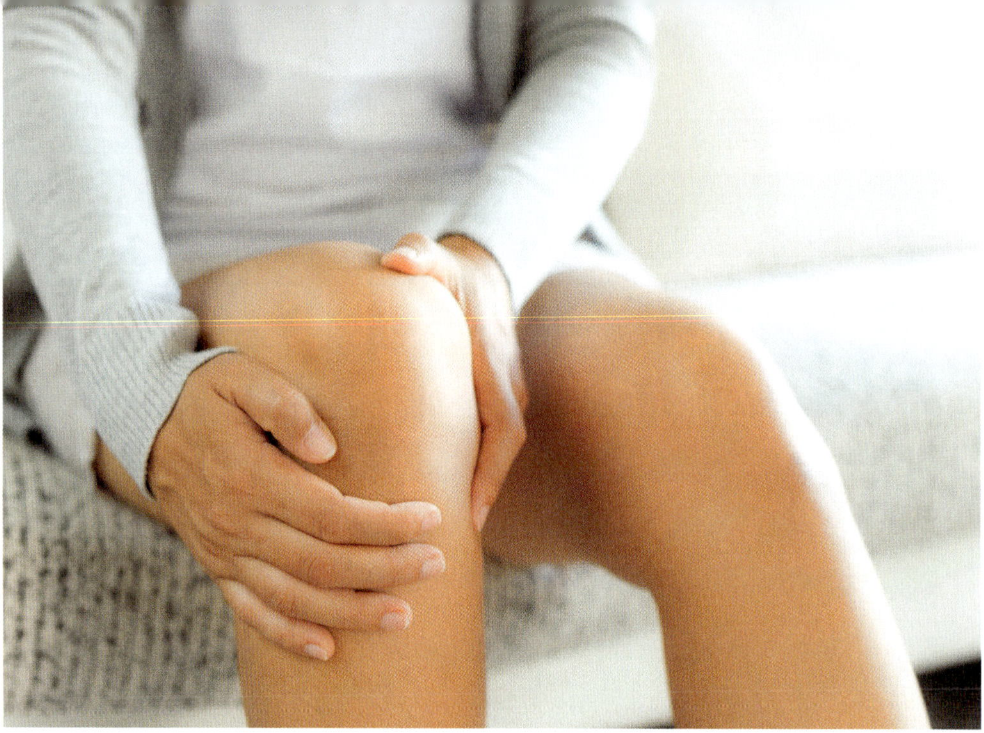

ARTHROSE – WAS IST DAS?

In unserem Körper gibt es rund 100 bewegliche Gelenke. Sie haben wichtige Funktionen, denn ohne Gelenke könnten wir viele unserer Bewegungen gar nicht ausführen. Dieses Kapitel gibt Ihnen einen kurzen Überblick über die Merkmale und Ursachen der Volkskrankheit Arthrose sowie über den Aufbau und die Funktion von Gelenken. Lesen Sie, welche Anzeichen darauf hinweisen, dass Sie möglicherweise unter einer beginnenden Arthrose leiden, und welche Risikofaktoren es für den Ausbruch der Krankheit gibt. Lesen Sie aber auch die gute Nachricht: Sie selbst können etwas gegen Arthrose unternehmen! Stichworte sind hier: antientzündliche Ernährung, ausreichend Bewegung, Abbau von Übergewicht, Zufuhr von knorpelstärkenden Nährstoffen und eine intakte Darmflora.

WEITVERBREITETE ZIVILISATIONSKRANKHEIT

Arthrose ist die deutschland- und auch weltweit häufigste Gelenkerkrankung. Betroffen sind etwa 5–8 Millionen Deutsche – mit steigender Tendenz. Das sind fast 10 Prozent der erwachsenen Bevölkerung. Da aber nicht jede Arthrose mit Schmerzen einhergeht, wird vermutet, dass die Dunkelziffer noch deutlich höher liegt. Grundsätzlich kann eine Arthrose in jedem Lebensabschnitt auftreten, aber die Wahrscheinlichkeit steigt mit dem Alter. Laut Robert Koch Institut (RKI) wird Arthrose vor dem 30. Lebensjahr äußerst selten diagnostiziert, bis zum 45. Lebensjahr ist jedoch schon fast jeder Zehnte betroffen. Im Alter nimmt die Anzahl der Patienten weiter zu. Etwa die Hälfte der Frauen über 65 und ein Drittel der Männer in dieser Altersgruppe leiden unter der Gelenkkrankheit.

Knie, Hüfte, Finger …

Typisch für eine Arthrose sind degenerative Veränderungen der Gelenke sowie eine fortschreitende Zerstörung der Gelenkknorpel und damit verbundene Knochenveränderungen. Prinzipiell kann jedes Gelenk im Körper betroffen sein, wobei Arthrose in den Knien, in der Hüfte und in den Fingern beziehungsweise Händen am häufigsten vorkommt. 2018 wurden in Deutschland 239 204 künstliche Hüft- und 190 427 künstliche Kniegelenke eingesetzt. Laut RKI gilt bei Arthrose neben dem Alter und Geschlecht auch eine genetische Veranlagung als Risikofaktor. Hinzu kommen weitere Umstände wie Übergewicht, angeborene Fehlstellungen, Über- oder Fehlbelastungen der Gelenke, Unfälle oder Verletzungen sowie zu viel oder auch zu wenig körperliche Aktivität.

WIE UNSERE GELENKE FUNKTIONIEREN

Zu einem Gelenk gehören mindestens zwei Knochen, deren Enden aufeinandertreffen. Geschützt sind diese beiden Knochenenden durch eine elastische Knorpelschicht, die bei einem gesunden Gelenk wie ein Stoßdämpfer funktioniert: Die Knorpelschicht verhindert, dass die Knochenenden direkt aufeinander reiben. Umschlossen ist das Gelenk von der Gelenkkapsel. In der Gelenkkapsel befindet sich die Gelenkflüssigkeit – Synovia oder Gelenkschmiere genannt. Sie ernährt die Knorpel, versorgt sie mit Nährstoffen und hält sie geschmeidig und beweglich. Die Knorpel selbst enthalten weder Blutgefäße noch Nervenfasern, durch die sie mit Nährstoffen versorgt werden könnten. Nährstoffe gelangen ausschließlich durch Bewegung in das Knorpelgewebe: Bei Belastung wird die Knorpelschicht wie ein Schwamm zusammengedrückt, dabei werden Abbauprodukte aus der Knorpelschicht heraustransportiert. Bei der Gegenbewegung – der Entlastung des Gelenks – saugen sich die Knorpel wie ein Schwamm mit neuen Nährstoffen aus der

Gelenkflüssigkeit voll. Für eine gute Nährstoffversorgung der Knorpel ist daher eine regelmäßige Be- und Entlastung in Form von Bewegung essenziell.

Veränderungen bei Arthrose

Bei einer Arthrose nutzt sich die schützende Knorpelschicht auf den Knochenenden im betroffenen Gelenk ab und wird immer dünner. Dadurch verschmälert sich der Gelenkspalt. Hat sich die Knorpelschicht durch das Fortschreiten der Arthrose ganz aufgelöst, reiben die Knochenenden ungeschützt aneinander. Dabei kommt es im Knochengewebe zu Veränderungen und es bilden sich Verhärtungen und Knochenauswucherungen am Rand des betroffenen Gelenks. Der Körper versucht, das Gelenk zu stabilisieren und zu entlasten, indem er den Druck auf eine größere Fläche verteilt. Diese sogenannten osteophytären Randanbauten sind Anzeichen einer fortgeschrittenen Arthrose. Auch die Knochenenden unter der schwindenden Knorpelschicht verändern und verdichten sich. All diese Prozesse werden begleitet von Entzündungen im Gelenk. Auch umliegende

AUFBAU EINES GELENKS

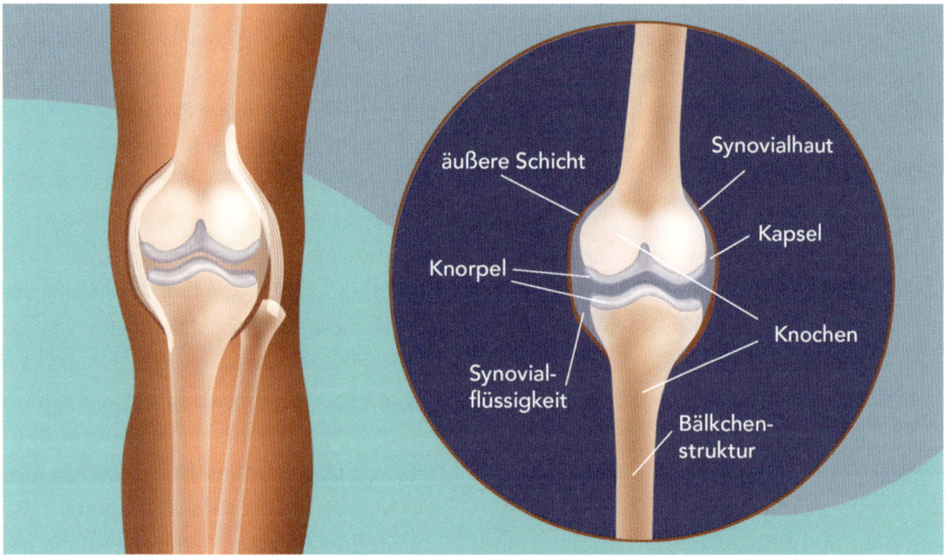

Läuft wie geschmiert: Für einen reibungslosen Bewegungsablauf ist in unseren Gelenken das perfekte Zusammenspiel vieler Einzelteile notwendig.

Muskeln und Bänder werden dabei häufig geschädigt. Dies verursacht oft massive Schmerzen und die Beweglichkeit wird eingeschränkt. Aufgrund der Schmerzen wird eine Schonhaltung eingenommen, die den Zustand weiter verschlimmert. Eine Arthrose entwickelt sich häufig über lange Zeit. Bis es von der ersten Knorpelschädigung zu spürbaren Beschwerden kommt, vergehen oft Jahre.

Schweregrade

Bei der Diagnose von Arthrose werden vier Schweregrade unterschieden:

Grad-1-Arthrose. Hier liegt lediglich eine leichte Auffaserung an der Oberfläche der Gelenkknorpel vor. Die Betroffenen merken davon meist noch nichts.

Grad-2-Arthrose. Hier hat sich der Prozess schon so weit fortgesetzt, dass durch die Auffaserung Risse entstanden sind. Auch hiervon merken die Betroffenen häufig noch nichts.

Grad-3-Arthrose. Es besteht zwar noch eine Knorpelschicht, aber die Risse gehen in diesem Stadium bis auf die Knochen. Die Knochenenden beginnen sich zu verändern und der Gelenkspalt wird kleiner.

Grad-4-Arthrose. Bis die Arthrose dieses Spätstadium erreicht, dauert es häufig Jahre. Die Knorpelschicht ist nun ganz verschwunden, die Knochen im Gelenk reiben ungeschützt aneinander. Die Betroffenen haben häufig starke Schmerzen. Das Gelenk wird dicker oder kann versteifen, da sich knöcherne Ausziehungen gebildet haben.

TYPISCHE ANZEICHEN EINER ARTHROSE

- **Steifheit am Morgen:** Eine Arthrose beginnt häufig mit einem Steifheitsgefühl im Gelenk. Vor allem morgens kann es zu sogenannten Anlaufschmerzen kommen. Oft treten auch schmerzhafte Entzündungsprozesse und Schwellungen am Gelenk auf.
- **Belastungsschmerzen:** Im weiteren Verlauf kommt es zu Belastungsschmerzen im Gelenk, die später zu dauerhaften Schmerzen (auch im Ruhezustand) und einer immer stärkeren Bewegungseinschränkung führen.
- **Deformation:** Damit einher geht bei vielen Patienten eine stetig fortschreitende Deformation des Gelenks.
- **Aktive und inaktive Phasen:** Eine Arthrose verläuft üblicherweise in Schüben. Schmerzhafte und schmerzfreie Phasen wechseln sich ab. Während einer aktiven Phase ist das betroffene Gelenk häufig überwärmt, teilweise gerötet oder geschwollen und es treten Schmerzen auf.

Wichtig zu wissen ist zudem, dass eine Arthrose aber auch völlig unauffällig ohne Symptome und lange schmerzfrei verlaufen kann.

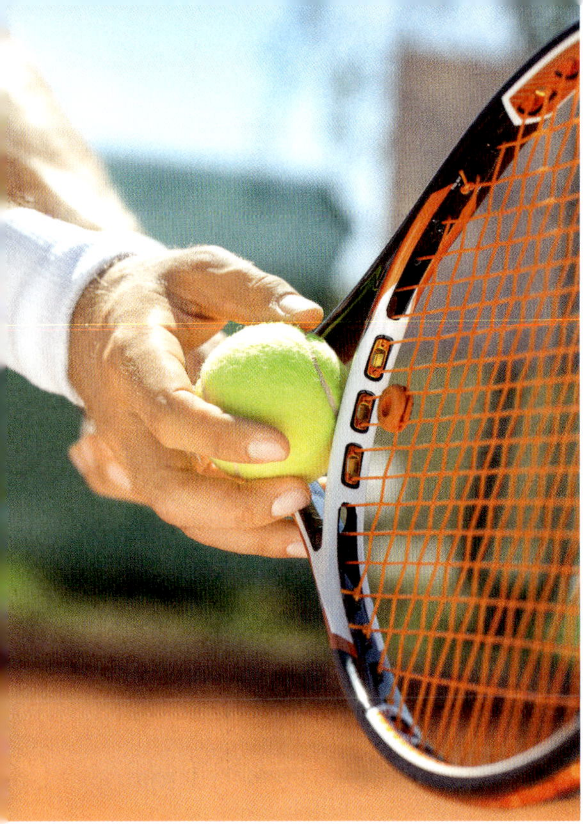

Maßhalten: Auch Überbelastung, etwa durch Leistungssport, kommt als Ursache für Arthrose infrage.

URSACHEN VON ARTHROSE

Es gibt unterschiedliche Erklärungen für die Ursachen von Arthrose. Aus Sicht der klassischen Schulmedizin und auch in den meisten Lehrbüchern wird Arthrose noch als eine rein degenerative Erkrankung der Gelenke bewertet. Es handelt sich demnach primär um eine Verschleißerscheinung, bei der sich die Knorpel durch mechanische Belastung im Laufe der Jahre abnutzen. Akute entzündliche Schübe treten nach dieser Theorie nur in der Spätphase der Erkrankung auf. Knorpel gelten als nicht regenerierbar, Arthrose entsprechend als nicht heilbar und die Erkrankung endet im Spätstadium häufig mit dem Einsatz eines künstlichen Gelenks. Folgende Ursachen für die Entstehung von Arthrose werden von Schulmedizinern traditionell angeführt:

- Eine angeborene Fehlstellung (Dysplasie) bestimmter Gelenke (zum Beispiel X- oder O-Beine) und eine damit einhergehende jahrelange Fehlbelastung des Gelenks
- Die regelmäßige Über- oder Fehlbelastung bestimmter Gelenke (zum Beispiel durch Leistungssport oder bestimmte berufliche Tätigkeiten)
- Unfallfolgen
- Genetische Faktoren wie das Geschlecht und damit der Hormonhaushalt. So kommt die Finger-Arthrose bei Frauen knapp zehnmal so häufig vor wie bei Männern.

Schulmedizinische Behandlung

Grundsätzlich empfiehlt die Schulmedizin bei Arthrose den Abbau von Übergewicht, Physiotherapie und auch der Knorpelaufbau mittels Injektionen spielt eine Rolle. Darüber hinaus gibt es weitere Behandlungsmethoden, wie beispielsweise physikalische Therapien mit Kälte, Wärme und Strom, die abschwellend wirken und die Beschwerden lindern können. Zudem werden häufig schmerzstillende und entzündungshemmende Medikamente verordnet. Insbesondere der Einsatz dieser Medikamente wird jedoch zunehmend

als problematisch gesehen: Bei Arthrose und anderen rheumatischen Erkrankungen werden vor allem sogenannte nichtsteroidale Antirheumatika (NSAR) wie Ibuprofen, Diclofenac und Acetylsalicylsäure verordnet. Diese Medikamente sind kurzfristig vertretbar, können aber längerfristig eingenommen erhebliche Nebenwirkungen wie Nierenschäden und Magenblutungen verursachen und das Risiko für Herzerkrankungen erhöhen.
Auch eine gute Physiotherapie kann die Arthrose-Beschwerden meist nur für eine gewisse Zeit lindern. Ein künstliches Ersatzgelenk und die damit verbundene Operation stehen danach häufig trotzdem an – und das mit unterschiedlichem Erfolg.

Neue Sicht: Arthrose als Entzündungserkrankung

In der Schulmedizin findet jedoch seit einigen Jahren ein Umdenken statt. Der Fokus richtet sich nun darauf, dass es sich bei einer Arthrose weniger um eine altersbedingte und/oder erblich bedingte Verschleißerkrankung, sondern vielmehr um eine lebensstilbedingte chronische Entzündungskrankheit handelt.
Es sind demnach vor allem Entzündungen, die zum Abbau von Knorpelmasse und zu Schmerzen am Gelenk führen.
Die Ernährung scheint hier eine entscheidende Rolle zu spielen. Deshalb wird der Einfluss der Ernährung auf die Entstehung von Arthrose in jüngster Zeit vermehrt wissenschaftlich untersucht.

CHRONISCHE ENTZÜNDUNGEN

Anders als akute Entzündungen (etwa Halsentzündungen), bei denen die Entzündung ein förderlicher Teil des Heilungsprozesses ist, laufen stille oder chronische Entzündungen (sogenannte low-grade inflammations) im Verborgenen ab. Es handelt sich dabei um unterschwellige, oft schwer erkennbare und vor allem lang anhaltende Entzündungen, die meistens nicht von selbst ausheilen. Tückisch ist, dass sie oft über lange Zeit unentdeckt bleiben und das Immunsystem triggern.

UNTERSCHÄTZTES RISIKO

Chronische oder stille Entzündungen werden grundsätzlich nicht als Erkrankung betrachtet, sondern eher als Syndrom. Allerdings bergen sie ein direktes Risiko für diverse Zivilisationskrankheiten, wie zum Beispiel für rheumatische Erkrankungen (und damit auch für Arthrose), Allergien, Darmerkrankungen oder Diabetes. Die Ernährung scheint bei chronischen Entzündungen entscheidenden Einfluss zu nehmen. Bestimmte Lebensmittel können Entzündungen regelrecht anfachen, andere haben hingegen stark entzündungshemmende Wirkungen. Auch der Lebensstil spielt offenbar eine wichtige Rolle. So können Übergewicht (insbesondere Bauchfett), zu wenig Bewegung, Stress, Rauchen, viel Alkohol, Schlafmangel oder eine nicht intakte Darmbarriere das Risiko für chronische Entzündungen erhöhen. Auch bestimmte Umweltfaktoren wirken als Entzündungsauslöser.

GANZHEITLICH BETRACHTET

Aus naturheilkundlicher ganzheitlicher Sicht wird Arthrose schon lange als primär erworbene ernährungs- und lebensstilbedingte Zivilisationskrankheit eingestuft. Es wird davon ausgegangen, dass eine chronische Übersäuerung das Grundproblem ist und die Übersäuerung wiederum Entzündungen der Gelenke begünstigt. Demnach entwickelt sich Arthrose meist über Jahre oder sogar Jahrzehnte hinweg durch ein Zusammenspiel der folgenden Faktoren:

- Ungesunde und entzündungsfördernde Ernährung, die zu einer Übersäuerung des Körpers führt. Studien belegen, dass insbesondere eine Kost mit vielen gesättigten Fettsäuren, zu viel Fleisch und Zucker stark entzündungsfördernd wirkt und damit problematisch für die Gelenkgesundheit ist.
- Allgemeiner Mineral- und Vitalstoffmangel
- Übermäßiger Konsum von Genussgiften (Alkohol, Nikotin, Zucker)
- Übergewicht in Verbindung mit dem Risikofaktor Bauchfett
- Bewegungsmangel und Fehlbelastungen der Gelenke
- Eine gestörte Darmflora

Gelenkfeind Nr. 1: Der regelmäßige Verzehr ungesunder fetter Lebensmittel erhöht das Arthrose-Risiko.

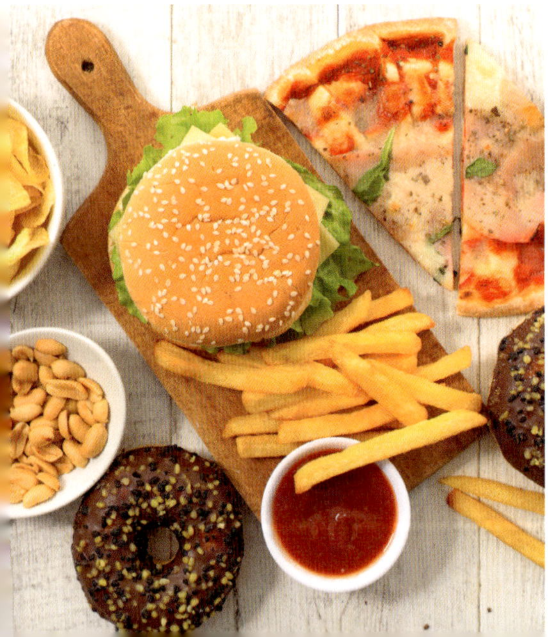

Gute Chancen für ein schmerzfreies Leben

Wenn Arthrose nun nicht länger als schicksalhafte Verschleißerkrankung gesehen wird, sondern als ernährungs- und lebensstilbedingte Zivilisationskrankheit beziehungsweise als chronische Entzündungserkrankung, dann ist dies erst einmal eine sehr gute Nachricht, denn sie eröffnet Betroffenen vielfältige Handlungsmöglichkeiten: Entzündungsfördernde Lebensmittel und negative Lebensstilkomponenten können erkannt und durch eine entzündungshemmende Ernährung sowie einen gesunden entzündungssenkenden Lebensstil ersetzt werden. Wichtige Faktoren sind hier ausreichend Bewegung, der Abbau von Übergewicht, die Zufuhr von knorpelstärkenden Nährstoffen und eine intakte Darmflora. Durch diese Maßnahmen können Arthrose-Beschwerden gelindert werden. Die Arthrose selbst kann aufgehalten und – je nach Stadium – sogar schmerzfrei und damit symptomlos werden.

OFT VERWECHSELT – ARTHROSE & ARTHRITIS

Neben Arthrose gibt es verschiedene andere Erkrankungen, die sich ebenfalls im Gelenk manifestieren und teilweise ähnliche Symptome aufweisen. Besonders häufig verwechselt werden Arthrose und Arthritis.

RHEUMATOIDE ARTHRITIS

Bei Arthritis, genauer gesagt bei der rheumatoiden Arthritis, handelt es sich anders als bei Arthrose um eine Autoimmunerkrankung. Sie gehört zu den häufigsten entzündlichen Gelenkerkrankungen. In Deutschland ist einer von 100 Erwachsenen von dieser Form des Rheumas betroffen, wobei Frauen dreimal häufiger erkranken als Männer. Fehlgesteuerte Immunzellen greifen bei der rheumatoiden Arthritis die Gelenkinnenhaut an, wodurch sich die Gelenke entzünden. Meist beginnt die Erkrankung mit Entzündungen kleinerer Gelenke wie Finger- und Zehengelenke und kann dann auf andere Gelenke übergreifen.

SCHUBWEISER VERLAUF

Die rheumatoide Arthritis verläuft schubweise, wobei sich leichte bis schwerere Entzündungen abwechseln. Die Gelenke überwärmen, schwellen an und teilweise bilden sich sogenannte Rheumaknötchen, die häufig symmetrisch auftreten. Eine langfristige Folge können die Verformungen und die Versteifung der Gelenke sein. Die Ursachen sind bis heute nicht hinreichend geklärt. Allerdings scheinen genetische Faktoren sowie negative Umwelteinflüsse (zum Beispiel aktiver oder passiver Nikotinkonsum) eine Rolle zu spielen. Viren und Bakterien können ebenfalls an der Entstehung beteiligt sein.

MEDIKAMENTE, PHYSIOTHERAPIE, ERNÄHRUNG

Behandelt wird die Erkrankung mit Schmerzmitteln, Medikamenten gegen die Entzündung, Kortison und einem medikamentösen Basistherapeutikum. Empfehlenswert, um den Krankheitsverlauf positiv zu beeinflussen, sind darüber hinaus Physiotherapie und eine basische antientzündliche Ernährung wie die hier vorgestellte Arthrose-Ernährung. Ob es sich um Arthrose oder Arthritis handelt, ist für den Laien kaum zu erkennen. Ein Besuch beim Orthopäden und/oder Rheumatologen ist auf jeden Fall angezeigt, um abzuklären, welche Erkrankung vorliegt, und um schnellstmöglich mit der richtigen Behandlung beginnen zu können.

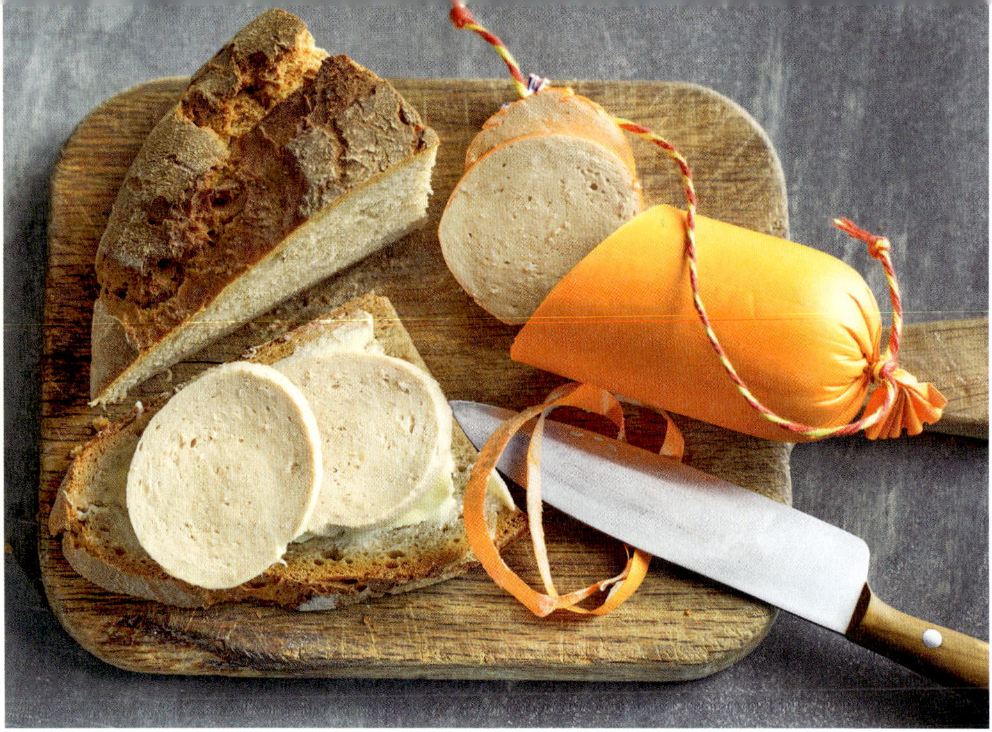

WIR ESSEN UNS KRANK

Unsere heutige Ernährungsweise ist nicht besonders gelenkfreundlich – im Gegenteil: Sie beinhaltet viele Fertigprodukte, zu viel Zucker, Fast Food, die falschen Fette, zu viele tierische Lebensmittel, Zusatzstoffe wie Konservierungsmittel und Geschmacksverstärker, Alkohol und Nikotin sowie haufenweise leere Kalorien in Teig- und Backwaren. Dies alles führt zu einer Übersäuerung des Körpers und schließlich zu Entzündungen, die auf Dauer die Knorpel unserer Gelenke schädigen können. Wer unter Arthrose oder sonstigen Gelenkbeschwerden leidet, sollte daher unbedingt seine Ernährungsweise genauer unter die Lupe nehmen, gelenkfeindliche Lebensmittel oder Lebensmittelinhaltsstoffe identifizieren und weglassen und gesunden Alternativen eine Chance geben.

BEI ARTHROSE BITTE MEIDEN

Es gilt in der Ernährungsforschung als gesichert, dass bestimmte Inhaltsstoffe unserer Lebensmittel Entzündungen im Körper fördern. In Bezug auf Arthrose sind in diesem Zusammenhang folgende Lebensmittel oder Lebensmittelgruppen kritisch zu betrachten:

- Falsche Fette, speziell ein Übermaß an Omega-6-Fettsäuren
- Tierisches Eiweiß
- Getreide, speziell Weizen / Gluten
- Zucker
- Fertiggerichte & Fast Food
- Genussgifte wie Alkohol & Nikotin

Falsche Fette

Jahrzehntelang galt die Ernährungsmaxime, sich möglichst fettarm zu ernähren. Diese These gilt heute als widerlegt. Inzwischen sind sich die Wissenschaftler darin einig, dass Fett nicht grundsätzlich schlecht ist. Entscheidend ist, welche Fette wir zu uns nehmen. Und insbesondere bei der Arthrose-Bekämpfung ist die Wahl der richtigen Fette ein entscheidender Schlüssel zum Erfolg.
Fette bestehen aus Fettsäuren und je nachdem, wie diese Fettsäuren zusammengesetzt sind, können sie unserer Gesundheit schaden oder sie fördern. Zu den schädlichen Fettsäuren gehören vor allem die Omega-6-Fettsäuren, die – in zu hoher Konzentration aufgenommen – eine stark entzündungsfördernde Wirkung haben. Experten gehen davon aus, dass sich die meisten Zivilisationserkrankungen wie Schlaganfall, Herzinfarkt, rheumatische Erkrankungen, Asthma oder Neurodermitis auf stille Entzündungen im Körper zurückführen lassen, die durch ein Übermaß an Omega-6-Fettsäuren begünstigt werden. Günstige Fettsäuren helfen hingegen dabei, Entzündungsreaktionen im Organismus abzufedern, zu reduzieren und unseren Körper vor Schäden zu schützen. Gleichzeitig werden Immunsystem und Gehirnleistung gestärkt. Zu diesen günstigen Fetten zählen die Omega-3-Fettsäuren.

OMEGA-6-FETTSÄUREN

Omega-3- und Omega-6-Fettsäuren haben beide ihre Berechtigung und ihre Bedeutung als Teil unserer Kost. Sie sind lebenswichtig für den Organismus und müssen über die Ernährung zugeführt werden, da der Körper sie nicht selbst bilden kann. Daher werden sie auch als essenzielle Fettsäuren bezeichnet. Während die Omega-6-Fettsäuren unter anderem gefäßverengend und entzündungsfördernd wirken, bewirken die Omega-3-Fettsäuren genau das Gegenteil: Sie tragen dazu bei, dass Gefäße sich weiten und Entzündungen heilen. Entscheidend für unsere Gesundheit ist, wie viel wir von welcher Fettsäure aufnehmen. Im Idealfall sollte das Verhältnis von Omega-6-Fettsäuren zu Omega-3-Fettsäuren bei 3:1 oder maximal bei 5:1 liegen. Dies gilt als gesundes entzündungsneutrales Gleichgewicht. In diesem Bereich entstehen keine Entzündungen und der Körper nimmt keinen Schaden. Liegt das Verhältnis jedoch deutlich darüber, steigt das Risiko für rheumatische Erkrankungen, Herz-Kreislauf-Erkrankungen sowie Bluthochdruck. Bei unserer heutigen Ernährungsweise liegt das Verhältnis von Omega-6- zu Omega-3-Fettsäuren in den westlichen Industrienationen aber bei 10:1 oder sogar bei 15:1 bis 20:1. Das bedeutet, wir nehmen permanent zu viele Omega-6-Fettsäuren und zu wenig Omega-3-Fettsäuren auf. Dadurch kommt es zu immer neuen Entzündungsreaktionen im Körper mit Gelenkschmerzen als Folge. Die Arthrose kann nicht ausheilen, wird immer wieder durch ungünstige Lebensmittel angefacht und die Knorpelmasse wird weiter abgebaut.

Omega-3-Fettsäuren sind Balsam für die Gelenke, da sie Entzündungsbotenstoffe im Körper hemmen.

GELENKFEIND ARACHIDONSÄURE

Arachidonsäure gehört zur Gruppe der Omega-6-Fettsäuren, kommt vorwiegend in tierischen Lebensmitteln vor und wirkt besonders stark entzündungsfördernd. Große Mengen finden sich in Fleisch, Wurstwaren, tierischem Fett (wie Schweineschmalz oder Speck) und Innereien. Aber auch Fisch und Eigelb enthalten Arachidonsäure. Grundsätzlich sind im Fleisch von Tieren aus Massentierhaltung, die mit Weizen und Soja gemästet wurden, deutlich höhere Konzentrationen an Arachidonsäure zu finden als bei Tieren aus Weidehaltung, die frisches Grasfutter bekommen haben. Bei der Verstoffwechselung von Arachidonsäure entstehen Abbauprodukte im Körper, die eine entzündungsfördernde Wirkung haben. Nehmen wir über die Nahrung größere Mengen an Arachidonsäure auf, wird der Körper dazu angeregt, verstärkt entzündungsfördernde Botenstoffe zu bilden (sogenannte Eicosanoide), die bei Arthrose und anderen Gelenkerkrankungen Entzündungen am Gelenk hervorrufen oder verschlimmern und so die Schmerzen verstärken.
Um diese entzündlichen Prozesse zu verhindern oder zu stoppen, sollten Menschen, die unter chronisch entzündlichen Gelenkerkrankungen wie Arthrose oder Rheuma leiden, Lebensmittel, die viel Arachidonsäure enthalten, unbedingt meiden.

REDUZIERUNG DER OMEGA-6-FETTSÄUREN

Um Entzündungsprozesse im Körper zum Abklingen zu bringen und eine Besserung der Arthrose-Beschwerden zu erreichen, ist es von entscheidender Bedeutung, das Verhältnis von Omega-6- zu Omega-3-Fettsäuren in Balance zu bringen. Dafür muss die Zufuhr von Omega-3-Fettsäuren erhöht (**siehe Seite 46**) und gleichzeitig die Zufuhr von Omega-6-Fettsäuren drastisch reduziert werden:

- Reduzieren Sie den Verzehr von Fleisch- und Milchprodukten aus Massentierhaltung. Wenn Sie Fleisch essen, dann am

besten gelegentlich Rind aus Weidehaltung oder Wild.
- Vermeiden Sie den Gebrauch von Omega-6-reichen Speiseölen wie Sonnenblumenöl, Sojaöl, Erdnussöl und Distelöl.
- Konsumieren Sie weniger Fertigprodukte – diese enthalten häufig viele entzündungsfördernde Omega-6-Fettsäuren.
- Essen Sie weniger Getreideprodukte. Getreide hat ein besonders ungünstiges Omega-6- zu Omega-3-Verhältnis.

HÜLSENFRÜCHTE

Zu Beginn einer Arthrose-Therapie sollten Sie auch auf Hülsenfrüchte und Tofu verzichten. Beides ist sehr reich an Eiweiß und überflüssiges Eiweiß sollte am Anfang Ihrer Ernährungsumstellung abgebaut werden. Dies bringt meist sehr schnell spürbare Effekte für die Gelenke. Später sind Hülsenfrüchte (Kichererbsen, Linsen) sowie Tofu dann wieder erlaubt.

Tierisches Eiweiß

Neben der Arachidonsäure haben tierische Lebensmittel noch einen weiteren Inhaltsstoff, der bei Arthrose und Gelenkbeschwerden als kritisch gilt: das tierische Eiweiß. Ein Übermaß bringt den Körper aus dem Gleichgewicht und kann Symptome wie Kopfweh, Muskel- und Gelenkschmerzen auslösen. Tierisches Eiweiß enthält – im Gegensatz zu pflanzlichem Eiweiß (**siehe Seite 48**) – viele schwefelhaltigen Aminosäuren wie Cystein und Methionin, bei deren Abbau im Körper Säuren entstehen. Dies wird vor allem zum Problem, wenn nicht genügend basisch wirkendes Gemüse als Ausgleich verzehrt wird. Bei einer zu hohen Säurelast werden die Säuren im Bindegewebe eingelagert und es entwickeln sich Entzündungen. Zudem wird bei einer hohen Zufuhr von tierischem Eiweiß verstärkt Magnesium, Kalzium und Kalium ausgeschieden, da der Körper diese Stoffe als Puffersubstanzen verwendet, um die überschüssigen Säuren zu neutralisieren. Diese Mineralstoffe stehen dann für wichtige Stoffwechselprozesse nicht zur Verfügung. Auch wenn die Datenlage in diesem Bereich noch spärlich und teilweise kontrovers ist, zeigen die Praxis und Berichte vieler Betroffener: Eine vitalstoffreiche pflanzenüberschüssige Ernährung, die arm an tierischem Eiweiß ist, führt bei Arthrose bereits nach wenigen Wochen zu einer deutlichen Linderung der Beschwerden. Schmerzen gehen zurück und die Beweglichkeit des betroffenen Gelenks nimmt zu. Vermeiden Sie daher in Zukunft Fleisch, Fisch, Wurstwaren, Käse und Eier oder schränken Sie den Konsum stark ein. Zumindest so lange, bis sich eine anhaltende Besserung eingestellt hat. Danach können Sie bestimmte tierische Lebensmittel nach und nach wieder auf den Speiseplan setzen und genau beobachten, wie sie diese vertragen.

Getreide

Zum Frühstück ein Toastbrot, auf dem Weg zur Arbeit schnell ein Croissant vom Bäcker, mittags Spaghetti, nachmittags ein Stück Kuchen oder ein süßes Teilchen und abends Brotzeit oder Pizza. So oder so ähnlich sieht die Standard-Ernährung vieler Deutscher aus. Insbesondere in den letzten 100 Jahren ist unser Getreidekonsum stark angestiegen, was aus verschiedenen Gründen problematisch für unsere Gesundheit ist. Dies wird besser verständlich, wenn wir uns einmal bewusst machen, dass Getreideprodukte erst seit etwa 10000 Jahren auf unserem Speiseplan stehen – betrachtet man die menschliche Evolution, ist dies ein relativ kurzer Zeitraum. Unser Organismus ist daher nicht ausgelegt auf einen derart hohen Getreideverzehr. Zumal dieser oft zulasten einer gesunden frischen pflanzlichen Ernährung mit viel Gemüse und Obst geht.

ACHTUNG, ÜBERSÄUERUNG!

Ein übermäßiger Konsum von Getreideprodukten übersäuert den Organismus, fördert Entzündungsreaktionen im Körper, begünstigt den Knorpelabbau und verstärkt Gelenkschmerzen und Arthrose. Vor allem aus folgenden Gründen ist Getreide, insbesondere Weizen, für unsere Gesundheit schädlich:

- Das Omega-6- zu Omega-3-Verhältnis in Getreide ist überaus ungünstig, was Getreide zu einem entzündungsfördernden Lebensmittel macht.
- Weißmehlprodukte (Toastbrot, Brot, Brötchen, Croissants, weiße Nudeln, heller Pizzateig) enthalten viele einfache Kohlenhydrate und sind vitalstoffarm. Sie machen zwar kurzfristig satt, führen dem Körper aber keinerlei Nährstoffe zu. Die einfachen Kohlenhydrate werden schnell verstoffwechselt und lassen den Blutzuckerspiegel entsprechend schnell ansteigen. Ebenso schnell fällt dieser wieder ab, was Heißhungerattacken auslöst und mittelfristig zu Übergewicht führt. Übergewicht wiederum fördert Entzündungen im Körper.
- Die Anzahl an entzündungsfördernden schädlichen Darmbakterien erhöht sich durch einen regelmäßig hohen Konsum von Weißmehlprodukten.
- Getreide und insbesondere Weizen enthält sogenannte antinutritive Substanzen. Dazu zählen unter anderem Gluten **(siehe Kasten)**, Lektine, Amylase-Trypsin-Inhibitoren (sogenannte ATIs) und Phytinsäure. Antinutritive Substanzen, auch Antinährstoffe genannt, sind für den menschlichen Körper unverdaulich und gelangen über die Darmschleimhaut ungehindert in den Organismus. Dort können sie Entzündungsprozesse auslösen und zudem die Aufnahme von wichtigen Nährstoffen negativ beeinflussen.
- Getreide enthält Lektine. Das sind Stoffe, die die Pflanzen üblicherweise zum Schutz vor Schädlingen entwickeln. Sie kommen in verschiedenen Getreidesorten vor,

lassen sich aber häufig durch Kochen der Lebensmittel abbauen und unschädlich machen. Dies gilt jedoch nicht für Weizenlektine. Sie sind besonders robust, gelten als hitzestabil und können daher nicht neutralisiert werden. Beim Verzehr können sie die menschliche Darmschleimhaut angreifen, in den Blutkreislauf eindringen und auf diese Weise Entzündungen im Körper auslösen. Weizenlektine sind zudem in der Lage, Gelenkstrukturen anzugreifen und das menschliche Immunsystem zu schwächen. Das Weizenlektin WGA (wheat germ agglutinin) gilt in diesem Zusammenhang als besonders aggressiv.

FAZIT

Zusammenfassend lässt sich sagen, dass Getreide und insbesondere Weizen eine allergene Wirkung auf den Organismus hat und durch einen hohen Getreidekonsum Entzündungen begünstigt oder verstärkt werden können. Um Gelenkentzündungen zu vermeiden und zusätzliche Entzündungstrigger auszuschließen oder zu reduzieren, sollte der Getreidekonsum (Brot, Gebäck und Teigwaren) daher deutlich reduziert werden. Essen Sie nicht mehr als eine Portion Getreide am Tag und verzichten Sie insbesondere auf Weizen (helles Toastbrot, Weißbrot, Nudeln, Croissants, Kekse, Teilchen vom Bäcker).

GLUTEN – HOHE KONZENTRATION IN WEIZEN UND FERTIGPRODUKTEN

Ein wesentlicher antinutritiver Stoff ist Gluten, ein Speicherprotein, das in verschiedenen Getreidesorten (zum Beispiel Weizen, Hafer, Dinkel, Roggen) vorkommt. In der Natur sorgt Gluten dafür, dass das Korn widerstandsfähiger gegenüber Schädlingen ist. Gluten wird auch als »Klebereiweiß« bezeichnet, da es für eine bessere Teigbindung sorgt und sich positiv auf die Backeigenschaften auswirkt. Zudem macht Gluten Teig und Gebäck luftiger. Bei Menschen kann Gluten jedoch zu Symptomen wie Durchfall, Erbrechen sowie Depressionen führen und eine entzündungsfördernde Wirkung auf den Organismus haben. Es kann zudem Erkrankungen wie Zöliakie, Weizenallergie und Glutensensitivität verursachen oder begünstigen.

Weizen weist deutlich höhere Konzentrationen an Gluten auf als andere Getreidesorten. Kritiker betonen, dass es vor allem die von der Agrarindustrie in den vergangenen 50 Jahren vorangetriebenen neuen Weizenzüchtungen sind, die Gesundheitsprobleme fördern, da sie wesentlich höhere Glutenkonzentrationen aufweisen als ursprüngliche Sorten. Durch den stark gestiegenen Konsum von industriell gefertigten und verarbeiteten Lebensmitteln (Fast Food, Fertigprodukte) nehmen Verbraucher heute über die Nahrung mehr Gluten auf als früher. Denn Gluten wird vielen Fertiggerichten und fertigen Süßspeisen zugesetzt. Es dient zur Stabilisierung, Wasserbindung und auch als Trägerstoff für Aromen.

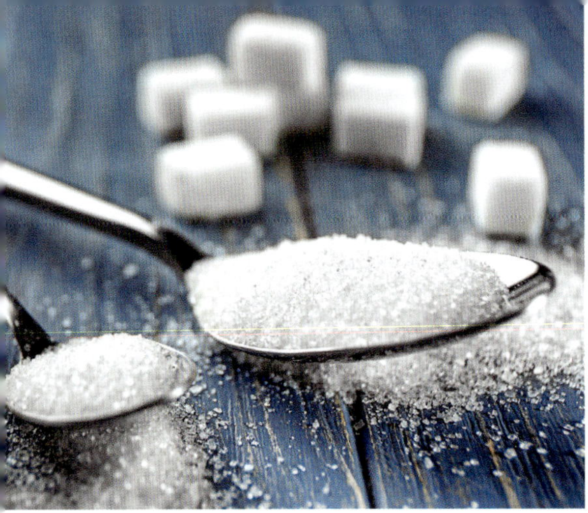

Achtung, gut versteckt! Zucker ist in vielen Produkten zu finden, bei denen wir nicht damit rechnen.

Zucker

Dass unser Zuckerkonsum viel zu hoch ist, wissen wir alle. Mit Zucker ist hier vor allem weißer Haushaltszucker (bestehend aus Traubenzucker/Glukose und Fruchtzucker/Fruktose gemeint). Die Weltgesundheitsorganisation (WHO) empfiehlt, nicht mehr als 6 TL Haushaltszucker pro Tag zu verzehren. In der Realität nehmen wird jedoch durchschnittlich 20 TL Haushaltszucker oder mehr pro Tag zu uns. Schon ein Glas Cola übersteigt die Tagesempfehlung. Besonders problematisch ist, dass für den Verbraucher häufig schwer zu erkennen ist, worin sich Zucker befindet. Gefährlich sind vor allem versteckte Zuckerquellen wie Softdrinks und Fertigprodukte (Dressings, Saucen, Joghurts, Müslimischungen, Trockenfrüchte, Obstkonserven und Ähnliches). Schauen Sie bei Fertigprodukten daher genau auf die Liste der Inhaltsstoffe!

ZUCKER FÖRDERT ENTZÜNDUNGEN

Bei einem dauerhaft hohen Zuckerkonsum steigt das Risiko für Erkrankungen wie Übergewicht, Karies, Fettleber, Rheuma, Diabetes Typ 2, Migräne, Bluthochdruck und Krebs. Dabei scheinen es nach neueren Erkenntnissen vor allem die Blutzuckerspitzen zu sein, die chronische Entzündungsprozesse negativ beeinflussen und befeuern. So fördert Zucker vor allem dann Entzündungen, wenn es nach dem Verzehr von zuckerhaltigen Lebensmitteln zu länger andauernden hohen Blutzuckerspiegeln und sogenannten Blutzuckerspitzen kommt. Der Effekt ist dabei umso größer, je länger diese Zustände andauern. Für eine antientzündliche Ernährung ist es daher sinnvoll, soweit wie möglich auf raffinierten Zucker zu verzichten und eher auf komplexe Kohlenhydrate aus Obst und Gemüse zu setzen, die den Blutzuckerspiegel langsam ansteigen lassen, länger sättigen und Blutzuckerspitzen vermeiden. Denn wir dürfen neben den Gefahren auch nicht vergessen, dass Kohlenhydrate – und damit auch Zucker – zu unseren wichtigsten Energiequellen zählen. Insbesondere unser Gehirn ist auf eine stetige Versorgung mit Glukose angewiesen. Glukose ist aber nicht nur in Haushaltszucker enthalten. Unser Körper baut Glukose auch aus anderen Kohlenhydraten ab, zum Beispiel aus Obst, Gemüse, Kartoffeln, Vollkorngetreide und Hülsenfrüchten. Weder Gehirn noch Körper benötigen daher raffinierten Zucker, um zu funktionieren.

Fast Food & Fertiggerichte

Fast Food und Fertiggerichte sollten bei Arthrose und Gelenkbeschwerden aus mehreren Gründen gemieden werden. Unter anderem enthalten sie entzündungsfördernde Omega-6-Fettsäuren **(siehe Seite 17)**, da sie häufig mit billigen und minderwertigen Ölen und Fetten hergestellt sind. So verbergen sich in Fertigprodukten oft sogenannte Transfettsäuren, aus denen unser Körper entzündungsfördernde Botenstoffe produziert. Diese Transfette entstehen bei der industriellen Härtung von Pflanzenölen. Man findet sie beispielsweise in Backwaren wie Croissants oder Krapfen, in Pommes frites oder Chips. Gesunde ungesättigte Fette sind in Fast Food und Fertigprodukten eher selten zu finden, da sie nicht hitzestabil sind und außerdem schneller ranzig werden.

VIELE ZUSATZSTOFFE – WENIG VITAMINE

Neben ungünstigen Fetten enthalten Fertigprodukte häufig hohe Mengen an verstecktem Zucker, viel Salz und andere ungesunde Zusatzstoffe wie künstliche Farbstoffe, Aromen und Konservierungsmittel. Durch eine erhöhte Kalorienzufuhr fördern sie zudem Übergewicht und sind gleichzeitig mit einem relativ geringen Gehalt an Vitaminen, Mineralstoffen sowie sekundären Pflanzenstoffen deutlich nährstoffärmer als frisch gekochte Kost. Studien des Ernährungswissenschaftlers Professor Ibrahim Elmadfa von der Universität Wien zufolge enthalten Fertigprodukte neben zu wenig Vitamin C und A auch weniger Ballaststoffe, Eisen und Kalzium als frische Lebensmittel.

All dies belastet den Organismus, kann Entzündungen fördern und Gelenkbeschwerden sowie Arthrose verstärken. Achten Sie daher darauf, nicht zu häufig auf Fertigessen zurückzugreifen, und kochen Sie stattdessen lieber häufiger selbst mit frischen natürlichen Zutaten. Wenn Sie zu Fertigprodukten greifen, sollten Sie Produkte aus dem Biomarkt wählen. Im Gegensatz zum regulären Angebot im Supermarkt sind diese zumindest frei von künstlichen Aromen, Farbstoffen und Geschmacksverstärkern. Auch auf Transfette wird bei Bioprodukten verzichtet.

TIEFGEKÜHLTES

Wenn Sie keine frischen Zutaten zur Hand haben, können Sie bedenkenlos Tiefkühlgemüse und -obst verwenden. Diese punkten mit Frische und mit einem hohen Vitamingehalt. Die Produkte werden meist nur wenige Stunden nach der Ernte schockgefrostet und verlieren somit sogar weniger Nährstoffe als frisches Gemüse und Obst, das lange Transportwege überstehen muss und oft tagelang im Supermarktregal liegt. Tiefkühlobst und -gemüse sind gerade im Winter eine gute Alternative.

Genussgifte

Alkohol und Nikotin sind Zellgifte und die schädlichen Folgen sind heute hinlänglich bekannt. Auch bei Arthrose sollten Sie Ihren Alkohol- und Zigarettenkonsum kritisch unter die Lupe nehmen. Etwas anders gelagert ist das bei Koffein. Koffein zählt zwar auch zu den Genussgiften, nimmt aber in der Arthrose-Ernährung eine Sonderrolle ein. Während große Mengen an Koffein als säurebildend und damit als nicht empfehlenswert eingestuft werden, gelten bis zu 3 Tassen Kaffee täglich – ohne Milch und Zucker getrunken und am besten frisch gemahlen – dank der enthaltenen Polyphenole als entzündungshemmend und gesundheitsfördernd.

DIE MENGE MACHT DAS GIFT

Für gesunde Frauen gilt ein Richtwert von einem kleinen Glas Alkohol am Tag – zum Beispiel 0,1 Liter Wein oder Sekt oder ein kleines Glas Bier. Männer sollten höchstens das Doppelte trinken. An mindestens zwei Tagen pro Woche sollten Sie komplett auf Alkohol verzichten, um den Stoffwechsel zu entlasten. Einige Studien weisen darauf hin, dass moderate Mengen Alkohol positive Effekte auf das Herz-Kreislauf-System haben können. Bezogen auf Krebserkrankungen zeigen Studien jedoch, dass Alkohol in jeglicher Konzentration das Risiko für bestimmte Formen wie Brust- und Darmkrebs steigert.

EIN GLÄSCHEN IN EHREN… ?

Alkohol zählt zu den entzündungsfördernden Lebensmitteln. Beim Abbau im Körper bilden sich saure Stoffwechselprodukte. Gleichzeitig entzieht Alkohol dem Körper große Mengen an Wasser und gilt zudem als Nährstoffräuber. Er verhindert unter anderem die Versorgung des Organismus mit Zink, wodurch Entzündungen gefördert werden, und er wirkt sich grundsätzlich negativ auf den Mineralstoffhaushalt aus. So werden bei der Ausscheidung von Alkohol über die Nieren auch basische Mineralsalze wie Magnesium, Kalzium und Kalium ausgeschieden und stehen dem Körper somit nicht länger als Puffersubstanz für den Säureausgleich zur Verfügung.

ACHTUNG, ZUCKERFALLE!

Zudem enthalten viele alkoholische Getränke (zum Beispiel Cocktails oder Mischgetränke) große Mengen an Zucker, wodurch die entzündungsfördernde Wirkung ebenfalls erhöht wird. Hinzu kommt: Wein, Bier und andere alkoholische Getränke liefern uns ähnlich viele Kalorien wie Fett. Alkohol regt den Appetit an, bremst gleichzeitig die Fettverbrennung und führt so langfristig zu Übergewicht. Zudem schädigt er die Leber, den Magen und die Bauchspeicheldrüse.

KIPPE WEG!

Rauchen verengt die Blutgefäße und der Sauerstoffgehalt im Blut wird reduziert. Das wiederum beeinflusst die Nährstoffversorgung im gesamten Körper negativ – auch die Nährstoffversorgung in Knorpeln und Gelenken. Durch eine Abnahme der Lungenfunktion wird zudem der notwendige Abbau von saurem Kohlendioxid behindert. Damit fördert Rauchen auch die Entstehung einer chronischen Übersäuerung.
Um dem Körper die Möglichkeit zu geben, zu regenerieren und Nährstoffdepots wieder aufzufüllen, sollten Sie deshalb das Rauchen möglichst aufgeben und zumindest immer wieder für eine Weile auf Alkohol verzichten.

RAUCHEN & ARTHROSE

Eine Studie der US-amerikanischen Mayo-Klinik in Minnesota zeigte im Jahr 2006, dass sich bei Kniegelenk-Arthrose die Knorpelmasse von Rauchern deutlich schneller abbaute als bei Nichtrauchern – und das unabhängig vom Gewicht und Alter des Patienten sowie vom Ausgangszustand des Gelenks. Zudem hatten die Raucher stärkere Schmerzen. Die Forscher vermuten nun, dass durch Rauchen sogenannter oxidativer Stress entsteht, der in den Gelenken knorpelschützende Versorgungsmechanismen stört.

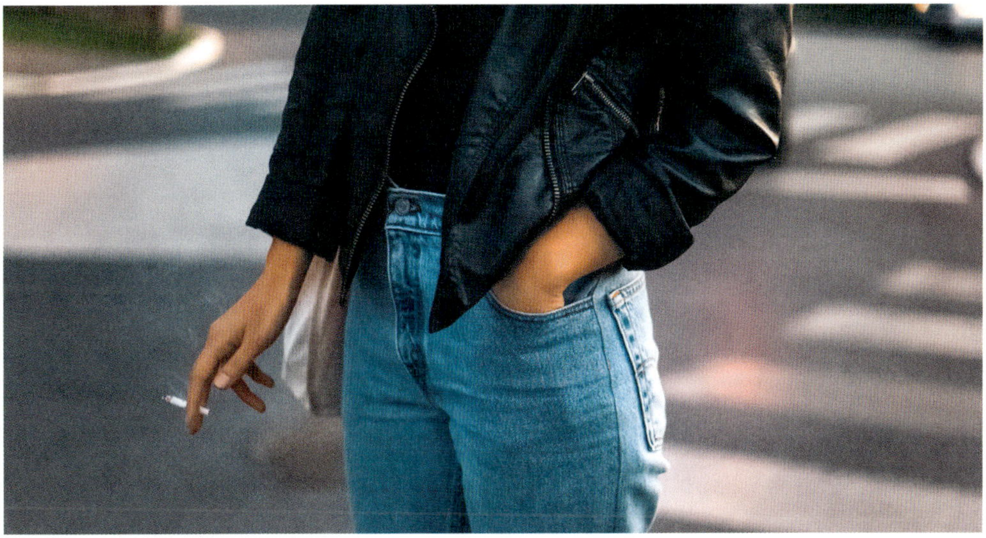

Zeit für Veränderung: Rauchen behindert die Regeneration von Knorpeln und Gelenken.

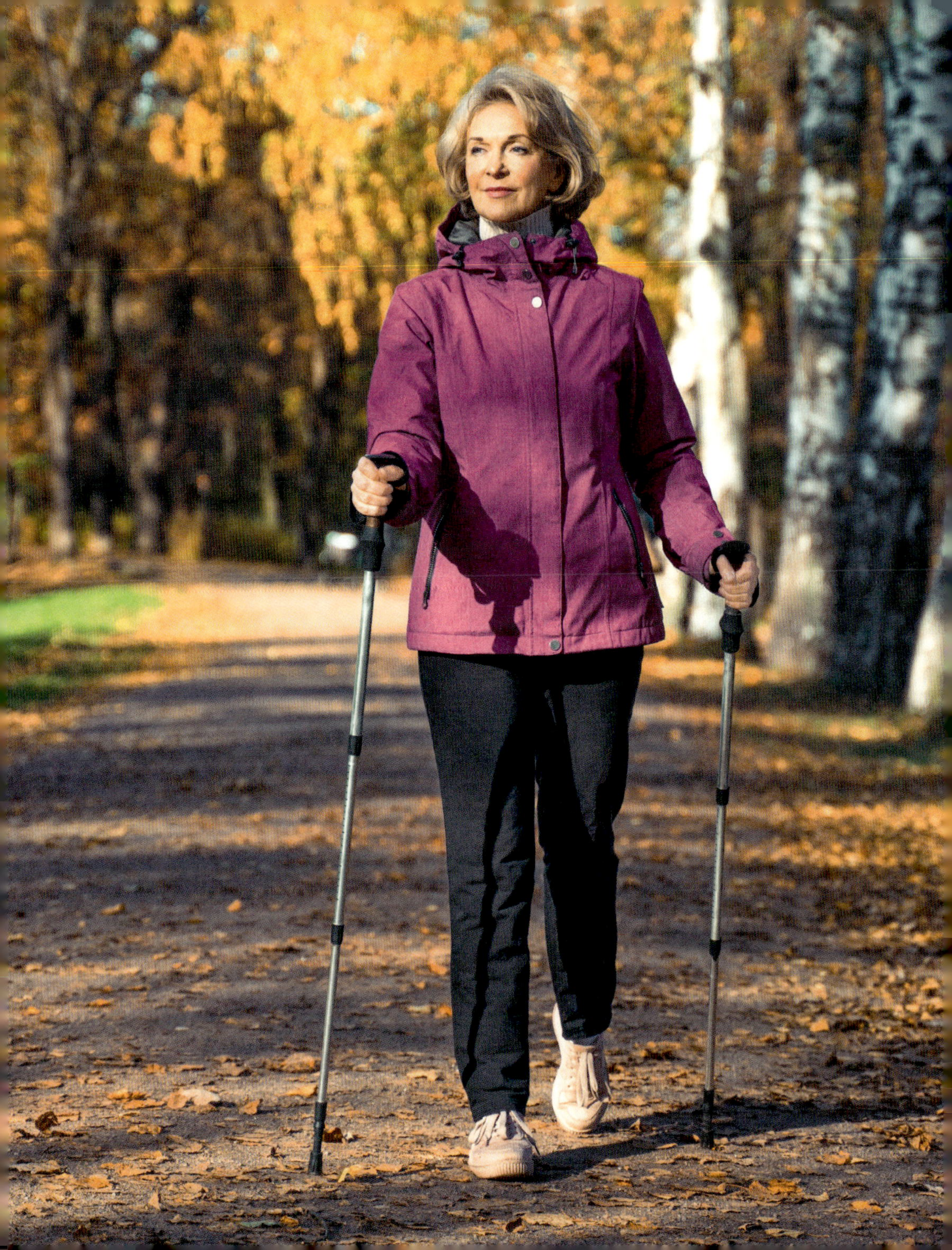

VIER WOCHEN FÜR IHRE GELENKE

Jetzt geht es los. Stellen Sie Ihre Ernährung und Ihren Lebensstil um auf Gelenkschutz! Lernen Sie vier Wochen lang Stück für Stück dazu und gewinnen Sie langfristig mehr Lebensfreude und Gesundheit.

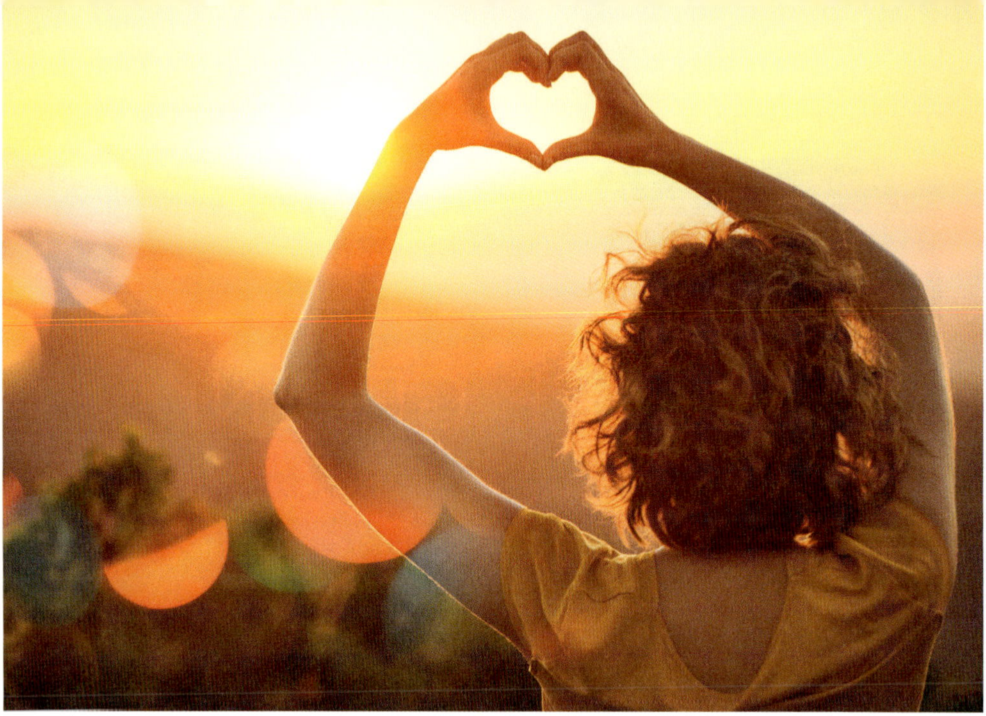

DAS 4-WOCHEN-PROGRAMM

Um Ihren Arthrose-Beschwerden langfristig Adieu sagen zu können, ist es wichtig, so viele nützliche Maßnahmen wie möglich zu kombinieren. Es gilt, entzündungsfördernde Lebensmittel zu meiden und im Gegenzug möglichst viele entzündungshemmende, vitalisierende und knorpelschützende Nahrungsmittel auf den Speiseplan zu setzen. Dazu kommt, dass Sie sich um die Gesundheit Ihres Darms kümmern sollten und nicht vergessen dürfen, dass Bewegung für Ihre Gelenke wichtig ist. Das 4-Wochen-Programm zeigt Ihnen außerdem, wie Sie Übergewicht reduzieren können und wie Ihnen Intervallfasten dabei hilt. Es soll Ihnen den Weg weisen zu einer gelenkfreundlichen und knorpelstärkenden Ernährung sowie dem dazu rundum passenden Lebensstil.

AUFBAU & IDEE

Im ersten Teil dieses Buches haben Sie einen Überblick über die Kennzeichen und Ursachen von Arthrose bekommen. Dieses Wissen wird Ihnen in den folgenden vier Wochen helfen. Denn es ist wichtig, dass Sie verstehen, WARUM eine veränderte Ernährung und ein neuer Lebensstil Ihrer Gesundheit so viel bringen. Die Idee des Programms ist, dass Sie sich Woche für Woche mit weiteren Themen beschäftigen, um Ihre Ernährung und Ihren Lebensstil positiv zu verändern. Dabei durchlaufen Sie folgende Schritte:

- **Woche 1 – Ernährung:** Versuchen Sie, Ihre Ernährung nicht nur in Woche 1, sondern über alle vier Wochen hinweg zu optimieren. Integrieren Sie die Tipps aus diesem Kapitel in Ihren Alltag und lassen Sie Ihre Kost immer gelenkfreundlicher werden.
- **Woche 2 – Bewegung:** Überlegen Sie in Woche 2, welche Formen der Bewegung Sie in Ihren Alltag einbauen möchten und wie Sie am besten damit beginnen.
- **Woche 3 – Gewichtsmanagement:** Informieren Sie sich über das Thema Gewichtsmanagement und leiten Sie aus den Tipps Ihre persönliche Strategie ab.
- **Woche 4 – wichtige Nährstoffe:** Lesen Sie sich in das Thema Nährstoffe ein, recherchieren Sie weiter, lassen Sie sich eventuell weitergehend beraten und entscheiden Sie, welche zusätzlichen Nährstoffe Sie nehmen können, um Ihre Beschwerden in den Griff zu bekommen.

Während Ihres gesamten 4-Wochen-Programms können Sie bereits die Rezepte vom Frühstück bis zum Abendessen ausprobieren, die ich Ihnen ab **Seite 93** vorstelle.

Wann zeigt sich der Erfolg?

Um eins vorwegzunehmen: Das 4-Wochen-Arthrose-Programm wird nicht dazu führen, dass Sie nach vier Wochen schmerzfrei sind. Das ist leider nicht zu schaffen. Vielmehr geht es darum, dass Sie sich bewusst vier Wochen Zeit nehmen, um möglichst viele effektive Maßnahmen für Ihre Knorpelgesundheit aus den Bereichen Ernährung, Bewegung, Gewichtsmanagement und Extranährstoffe kennenzulernen, und diese dann langfristig in Ihren Alltag zu integrieren. Wenn Sie sich auf diesen Weg einlassen, werden Ihre Schmerzen sich bessern oder ganz verschwinden. Die Gelenke werden beweglicher und besser mit Nährstoffen versorgt. Und Sie werden insgesamt deutlich an Lebensqualität gewinnen.

DURCHHALTEN LOHNT SICH

Generell gilt, dass die Schmerzen meist recht schnell nachlassen, wenn die Arthrose noch relativ am Anfang steht und es sich um ein kleineres Gelenk handelt (Hände oder Finger). Dann spüren Betroffene häufig bereits nach wenigen Wochen eine deutliche Verbesserung. Aber auch dann heißt es dranbleiben (mindestens sechs bis zwölf Monate), sonst kommen die Beschwerden schnell zurück. Bei größeren Gelenken und je fortgeschrittener die Arthrose ist, dauert es länger, bis Sie eine Besserung spüren werden. Aber es gilt auch dann: Je intensiver und konsequenter Sie die Maßnahmen umsetzen, desto schneller zeigen sich die ersten Erfolge. Dranbleiben lohnt sich also, denn was bedeutet eine Veränderung von Ernährung und Lebensstil für wenige Monate oder auch für ein Jahr, wenn Sie danach wieder schmerzfrei sind, keine schädlichen Medikamente mehr nehmen müssen und sich unbeschwert bewegen können? Das sollten Sie sich auch an Tagen, an denen Sie unmotiviert sind und am liebsten alles hinschmeißen würden, immer wieder selbst vor Augen führen. Im Idealfall haben Sie sich nach der Besserung der Beschwerden so an den gelenkfreundlichen Lebensstil gewöhnt, dass Sie dauerhaft dabeibleiben.

HABEN SIE GEDULD

Haben Sie Geduld mit sich. So wie sich eine Arthrose meist über viele Jahre entwickelt, so braucht es auch Zeit, eine neue Ernährungs- und Lebensweise in den persönlichen Alltag zu integrieren. Lassen Sie sich nicht entmutigen, wenn etwas nicht gleich klappt oder wenn Sie zwischendurch wieder in alte Muster verfallen. Aus der Hirnforschung ist bekannt, dass es im Schnitt 66 Tage dauert, bis das Gehirn neue Gewohnheiten akzeptiert und diese verankert. Entsprechend wird es auch eine Weile dauern, bis Sie sich an Ihre neue Ernährungsweise und Ihren veränderten Lebensstil gewöhnt haben – das ist völlig normal.

TIPPS FÜR DEN EINSTIEG IN DEN NEUEN ALLTAG

- Nehmen Sie sich am Freitagabend oder Samstagvormittag Zeit, die folgende Woche zu planen. Legen Sie einen Wochenplan an **(siehe Seite 138)**, suchen Sie Rezepte für jeden Tag aus und schreiben Sie eine Einkaufsliste.
- Gehen Sie samstags einkaufen, vielleicht auf den Wochenmarkt, und besorgen Sie die benötigten Kochzutaten (oder zumindest schon die Zutaten bis Mittwoch).
- Bereiten Sie schon am Wochenende einige Lebensmittel für die nächste Woche vor: Waschen Sie Obst und Gemüse, schneiden Sie beides klein und lagern Sie es in luftdichten Boxen im Kühlschrank. So können Sie in der kommenden Woche schnell Salate oder Gemüsegerichte zusammenstellen.
- Kochen Sie sonntags ein bis zwei gesunde Beilagen vor (zum Beispiel Kartoffeln, Quinoa, Hirse) und stellen Sie diese in den Kühlschrank. Sie halten sich dort luftdicht verschlossen zwei bis drei Tage und passen in Salat-Bowls oder zu Gemüsegerichten.
- Kochen Sie am Wochenende einen großen Topf Suppe vor und frieren Sie diese por-

tionsweise ein. Bald werden Sie einen soliden Vorrat an gesunden Suppen im Tiefkühlfach haben, die Sie mal schnell mittags oder abends essen können.

- Eignen Sie sich in Woche 1 insgesamt etwa zehn neue gelenkfreundliche Rezepte an. Das reicht für den Anfang. Platzieren Sie die Rezepte gut sichtbar in der Küche, damit Sie sie schnell zur Hand haben. Mit der Zeit können Sie Ihr Repertoire erweitern.
- Planen Sie spätestens nach Woche 2 Ihr Sportprogramm für die kommenden Wochen und tragen Sie dafür fixe Termine in Ihren Kalender ein.
- Planen Sie spätestens nach Woche 3 Intervallfastentage (**siehe Seite 75**) fest in Ihren Wochenplan ein.
- Messen Sie wöchentlich Ihren Bauchumfang und notieren Sie die Maße (**siehe Seite 73**). So lassen sich Erfolge nach einigen Wochen auch ablesen.
- Legen Sie spätestens nach Woche 4 fest, welche Nahrungsergänzungsmittel Sie eventuell nehmen möchten.

VORRÄTE AUSSORTIEREN

Wenn Sie mit der Ernährungsumstellung beginnen wollen, planen Sie zunächst einen Tag ein, an dem Sie in der Küche und im Vorratsschrank Ordnung schaffen. Überprüfen Sie den Inhalt Ihres Kühlschranks, des Tiefkühlfachs und aller Vorratsschränke. Sortieren Sie alle Produkte aus, die nicht mehr zu Ihrem neuen Ernährungsstil passen, und verschenken Sie diese an Nachbarn oder Freunde. Klassische Beispiele, die sich in den meisten Haushalten finden, sind: Sonnenblumenöl, Margarine, herkömmliche Süßigkeiten, Wurst, Käse, Milch. Die Ernährungsumstellung wird Ihnen deutlich leichter fallen, wenn Sie gerade zu Beginn gar nicht in Versuchung kommen können, bestimmte Dinge zu essen, weil Sie diese nicht mehr im Haus haben.

Nützliche Vorräte

Eine Grundauswahl an gelenkfreundlichen Lebensmitteln sollten Sie hingegen stets griffbereit haben. Nachfolgend finden Sie eine Liste. Machen Sie sich keinen Druck – Sie müssen nicht alles auf einmal kaufen. Die Liste soll nur als Anregung dienen. Besorgen Sie die haltbaren Sachen nach und nach und gewöhnen Sie sich an, immer ausreichend Frisches im Haus zu haben. Starten Sie zum Beispiel mit dem Einkauf von neuen Gewürzen, Nüssen, Tiefkühlwaren und einem guten Brot. Die restlichen Vorräte kaufen Sie im Laufe der Zeit passend zu den Gerichten, die Sie sich für die Woche aussuchen und die Ihnen am besten schmecken.

FRISCHES:

Obst: Beeren, Äpfel, Mangos, Papayas, seltener Ananas, Granatapfelkerne, Bananen, Zitronen

Kräuter: Petersilie, Basilikum, Koriander, Schnittlauch, Dill

Gemüse: Kartoffeln, Süßkartoffeln, Zwiebeln, Knoblauch, Ingwer, Salatgurken, Avocados, Paprika, Brokkoli
Brot: gutes Vollkornbrot, am besten Dinkelsauerteig-Brot, kein Weizenbrot, keine hellen Brötchen

HALTBARES

Nüsse & Samen: Walnüsse, Cashewkerne, Mandeln, Paranüsse, Sonnenblumenkerne, Leinsamen, Hanfsamen, Sesamsaat
Saucen, Süße & Co: Tahin (Sesampaste), Teriyaki-Sauce (japanische Würzsauce), Nussmus (zum Beispiel Cashew-Mus oder Mandelmus), Dattelsirup oder Agavendicksaft
Getränke: grüner Tee (japanischer Sencha-Grüntee in Bioqualität), basische Kräutertees (Melisse, Pfefferminze), stilles Wasser, Pflanzendrinks (zum Beispiel Haferdrink)
Pflanzliche Öle und Fette: Leinöl (nur für die kalte Küche), Olivenöl (extra vergine), Kokosfett (nativ) zum Braten
Süßigkeiten: dunkle Schokolade mit mindestens 70 Prozent Kakaoanteil
Gewürze/Würzmittel: Kurkuma, Koriander, Kreuzkümmel. Muskat, Currypulver, Thymian und Rosmarin (getrocknet), Chiliflocken, Zimt, gemahlene Vanille, Dijonsenf, Stein- oder Meersalz, schwarzer Pfeffer, Gemüsebrühe
Teigwaren/Getreideflocken/Beilagen: Haferflocken (Feinblatt), Hirseflocken, Hirse, Quinoa, Dinkel, Amarant, Natur-Reis
Für das Tiefkühlfach: Gemüse (zum Beispiel Brokkoli, Erbsen, Spinat, Kürbiswürfel, Grünkohl), Beeren (Himbeeren, Heidelbeeren oder Beerenmischungen), Mangowürfel (für Smoothies), Kräuter (zum Beispiel Gartenkräuter, italienische Kräutermischung, Petersilie, Schnittlauch, Basilikum), Lachsfilets (am besten Bio-Wildlachs) gerne mit Haut

Kritischer Blick auf die Vorräte: Beugen Sie Sünden vor und sortieren Sie Ungesundes rigoros aus.

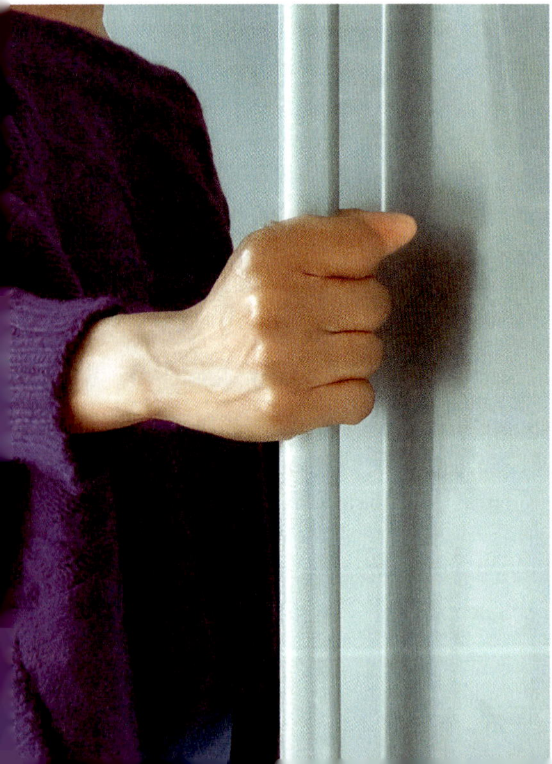

DIES & DAS

Cashew-Joghurt, Kokos-Joghurt, Tofu Natur und Räuchertofu, Kichererbsen (vorgekocht), pflanzliche Brotaufstriche (möglichst zuckerarm), Rollmöpse, Heringe, geräucherte Forellenfilets, Stremellachs, Bio-Eier (selten)

MUSTER-TAGESPLAN

Dieser Tagesplan soll Ihnen als Anregung dienen, wie Ihr Tag von nun an aussehen könnte. Versuchen Sie, sich in den nächsten Wochen an diesem Plan zu orientieren, oder erstellen Sie mithilfe des Musterplans Ihren persönlichen Tagesplan.

WARUM EIN PLAN?

Es geht primär darum, neue Essgewohnheiten und neue gesundheitsfördernde Rituale zu entdecken und fest in den Alltag zu integrieren. Der Plan soll Ihnen als Gedächtnisstütze dienen, bis die neuen Gewohnheiten selbstverständlich geworden sind.

START MIT ZITRONEN-INGWER-WASSER

Beginnen Sie Ihren Tag mit einem großen Glas entzündungshemmendem Zitronen-Ingwer-Wasser (**siehe Seite 103**). Ihr Körper befindet sich morgens noch in der Entgiftungs- und Ausscheidungsphase. Reichlich Flüssigkeit unterstützt diesen Prozess positiv.

FRÜHSPORT

Wie wäre es gleich morgens mit einer Sporteinheit? Starten Sie zum Beispiel mit einer kurzen Runde Yoga. 15–20 Minuten regelmäßig geübt bringen schon sehr viel, fördern die Beweglichkeit und dehnen den gesamten Körper. Auf Youtube finden Sie gute und kostenlose Yoga-Videos. Bereiten Sie schon abends alles vor. So kann es morgens gleich losgehen. Oder schaffen Sie es, direkt nach dem Aufstehen 20–30 Minuten walken oder joggen zu gehen? Auch hier hilft es, sich abends die Sportsachen zurechtzulegen. Vielleicht können Sie sich mit jemandem zum Walken oder Joggen verabreden. Feste Termine und Verabredungen helfen, das sportliche Vorhaben auch tatsächlich umzusetzen.

BÜRSTENMASSAGE

Bevor Sie morgens duschen, reiben Sie Ihren Körper mit einer Trockenbürste ab. Die Bürstenmassage fördert die Durchblutung und den Lymphfluss und unterstützt damit die Entsäuerung und Entgiftung des Organismus. Sie macht die Haut zart und wirkt sich sogar positiv auf das Immunsystem aus. Versuchen Sie, dieses Ritual mindestens dreimal pro Woche umzusetzen. Und so geht's: Bürsten Sie in kreisenden Bewegungen von den äußeren Gliedmaßen zur Körpermitte hin, zunächst von den Zehen bis zur Hüfte – erst das rechte Bein, dann das linke. Dann von den Fingern bis zur Schulter, beide Arme. Dann den Bauchnabel im Uhrzeigersinn umkreisen, dann den Rücken, zuletzt die Brust.

ANTI-ARTHROSE-FRÜHSTÜCK

Nun ist es Zeit für Ihr Frühstück. Zu Beginn der Arthrose-Ernährung, vor allem wenn Sie starke Schmerzen haben und schnell Erfolge sehen wollen, essen Sie idealerweise bis zum Mittagessen ausschließlich Obst und/oder trinken grüne Smoothies. Bevorzugen Sie grundsätzlich zuckerarme Obstsorten wie Beeren. Enzymreiche Obstsorten wie Papaya, Mango und Ananas wirken ebenfalls stark entzündungshemmend. Ananas ist allerdings sehr zuckerreich und sollte daher seltener auf dem Speiseplan stehen. Trinken Sie morgens grünen Tee, Kräutertee, Basentee oder Wasser. Für den Wachkick ist auch ein Becher Kaffee mit pflanzlicher Milch erlaubt. Verzichten Sie aber auf Zucker. Wenn sich die Schmerzen gebessert haben oder Sie sehr großen Hunger haben, kann auch ein Porridge, ein geröstetes Dinkelbrot oder ein Obstsalat mit Müsli die richtige Wahl sein.

VORMITTAGSSNACK

Wenn möglich, essen Sie keine Snacks zwischendurch. Aber wenn der Hunger gerade zu Beginn der Ernährungsumstellung doch einmal besonders groß wird, dann greifen Sie am besten zu einer Banane, einem Smoothie oder einer weiteren Portion Obst. Falls Sie morgens schon zum Frühstück einen Smoothie trinken, dann machen Sie einfach die doppelte Menge – so haben Sie noch eine zweite Portion als Vormittags- oder Nachmittagssnack übrig.

ANTI-ARTHROSE-MITTAGESSEN

Ihr Mittagessen sollten Sie etwa vier Stunden nach dem Frühstück genießen. Gewöhnen Sie sich an, es immer mit einer Portion Rohkost zu beginnen. Das kann ein grüner Smoothie (mit deutlich mehr Gemüse als Obst) sein oder auch ein kleiner Teller Gemüsesticks mit Hummus oder etwas Leinöl. Im Restaurant ist ein kleiner Beilagensalat, angemacht mit Öl und Zitrone, das Richtige. Rohkost versorgt den Körper mit vielen Vitalstoffen und ist ein guter Antioxidanzienlieferant, was gerade bei chronischen Erkrankungen von Bedeutung ist. Ein weiterer Vorteil ist, dass in Rohkost Vitamine, Enzyme und Mineralstoffe vollständig erhalten bleiben. Positiver Nebeneffekt, wenn Sie Gewicht reduzieren möchten: Sie sind schon ein wenig gesättigt und das Hauptgericht kann etwas kleiner ausfallen. Das Mittagessen selbst sollte sich ebenfalls aus Rohkost und viel (gedünstetem) Gemüse zusammensetzen. Viele köstliche Rezepte finden Sie ab **Seite 108.** Dazu wählen Sie eine gesunde Sättigungsbeilage wie Kartoffeln, Süßkartoffeln, Quinoa oder Hirse, ab und zu Fisch oder Tofu und gute pflanzliche Öle wie Leinöl, Walnussöl und Olivenöl. Denken Sie an den Einsatz von entzündungs- und schmerzsenkenden Gewürzen **(siehe Seite 42).** Toppen Sie Ihr Essen mit frisch gehackten Kräutern oder Sprossen, um zusätzlich entzündungssenkende Stoffe aufzunehmen. Auch in Salatsaucen dürfen Kräuter nicht fehlen.

14-UHR-GETRÄNKE-CHECK

Um auf die optimale Trinkmenge von 3 Liter am Tag zu kommen, wäre es ideal, wenn Sie bis 14.00 Uhr bereits die ersten 1,5 Liter geschafft hätten. Setzen Sie sich diesen Zeitpunkt als täglichen Marker, um zu kontrollieren, ob Sie ausreichend trinken. Hilfreich kann es sein, sich eine tägliche Erinnerung auf dem Handy einzustellen. Geeignete Getränke sind stilles Wasser, grüner Tee sowie Kräuter- und Basentees.

NACHMITTAGSSNACK

Essen Sie nur, wenn Sie wirklich Hunger haben. Das gilt insbesondere, wenn Sie Gewicht reduzieren möchten. Versuchen Sie, sonst erst ein großes Glas Wasser oder Kräutertee zu trinken, und prüfen Sie danach, ob Sie immer noch Appetit haben. Wenn ja, ist einer der folgenden Snacks ideal: 1 Tasse Goldene Milch (**siehe Seite 137**), 1 Handvoll Mandeln, Nüsse oder Nussmischung, 1 Handvoll geröstete Nüsse (**siehe Seite 136**), eine Banane, 3–4 Energie-Kugeln (**siehe Seite 135**) oder 1–2 Haferkekse (**siehe Seite 137**).

SPORT AM FRÜHEN ABEND

Haben Sie morgens oder mittags schon Zeit gefunden für eine Sporteinheit? Falls nicht, dann wäre vor dem Abendessen noch mal eine gute Gelegenheit für etwas Bewegung. Oder Sie nutzen während des Kochens Gar- und Backzeiten für eine kleine Sporteinheit (**siehe Seite 71**).

ESSPAUSEN & INTERVALLFASTEN

Planen Sie zwischen den Mahlzeiten Esspausen von vier bis fünf Stunden ein und versuchen Sie, nur drei Mahlzeiten am Tag zu essen. Denken Sie auch an das Intervallfasten (**siehe Seite 75**) und bauen Sie mindestens drei Intervallfastentage in Ihre Woche ein – insbesondere, wenn Sie Gewicht reduzieren möchten oder müssen. Nach etwa 14 Tagen hat sich Ihr Körper an das Fasten gewöhnt und Hungergefühle am Abend bleiben aus.

ANTI-ARTHROSE-ABENDESSEN

Essen Sie möglichst früh zu Abend. Sie können sich eine leckere Brotzeit zubereiten, bestehend aus einem guten Dinkelbrot, idealerweise ein Sauerteigbrot aus der Bio-Bäckerei, und pflanzlichen Aufstrichen, Belägen, Rohkost oder Dips. Im Rezeptteil **ab Seite 122** finden Sie viele leckere Inspirationen. Auch leicht verdauliche Gemüsesuppen oder leichte Gemüsegerichte sind abends ideal.

Damit Sie es auf schwarz und weiß haben: Ein festgelegter Plan hilft beim Durchhalten.

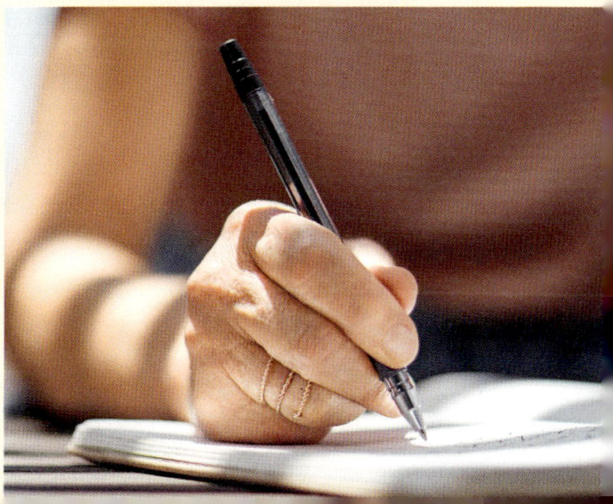

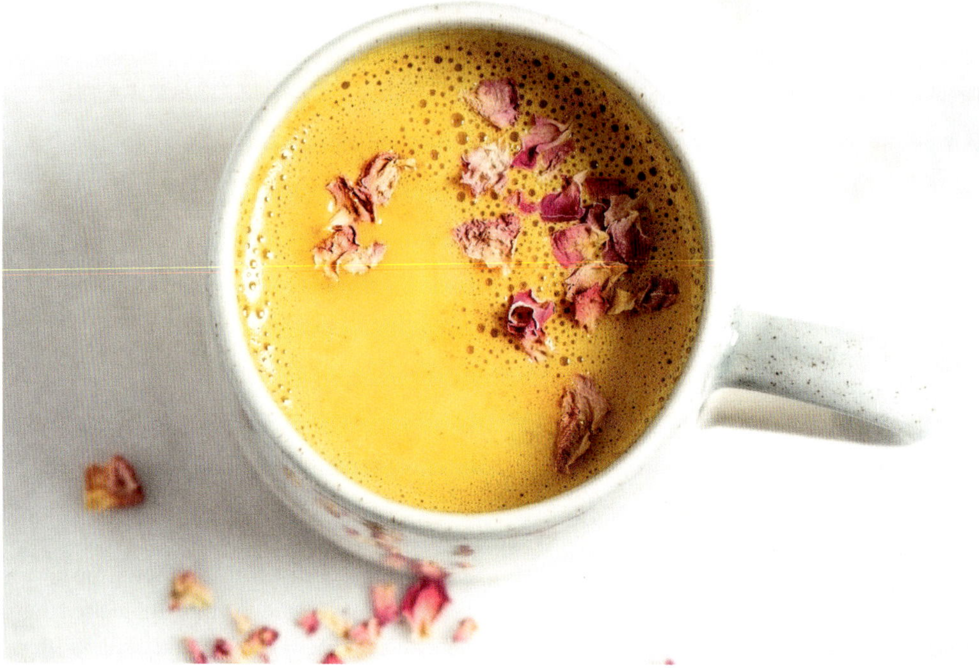

WOCHE 1: GELENKMEDIZIN AUS DER KÜCHE

Setzen Sie zur Bekämpfung Ihrer Arthrose auf eine vorwiegend pflanzenbasierte Ernährung. Sie liefert Ihrem Körper viele wertvolle entzündungssenkende und schmerzlindernde Inhaltsstoffe. Verwenden Sie antientzündlich wirkende Gewürze und Kräuter und Omega-3-reiche Fette. Bauen Sie Ballaststoffe und hochwertiges pflanzliches Eiweiß in Ihren Speiseplan ein. Auch Getreideprodukte sind in Maßen in Ordnung, tierische Lebensmittel sollten hingegen nur ausnahmsweise auf Ihren Teller kommen. Mit der richtigen Ernährung lassen Gelenkschmerzen nach, die Beweglichkeit der Gelenke nimmt zu und Sie benötigen bald weniger Medikamente oder können diese sogar ganz weglassen. Sie können also nur gewinnen – fangen Sie deshalb am besten gleich heute an.

ANTI-ARTHROSE-ERNÄHRUNG IM ÜBERBLICK

Eine pflanzenbasierte, basische und entzündungshemmende Ernährung wirkt sich positiv auf die Gelenke aus. Beherzigen Sie dafür folgende Grundregeln:

- Essen Sie überwiegend frisch, pflanzlich, vollwertig und vitalstoffreich, damit Ihr Körper Entzündungen abbauen kann.
- Essen Sie viel Gemüse, Salate, Kräuter und zuckerarmes Obst sowie geeignete Beilagen, um ausreichend sekundäre Pflanzenstoffe sowie Ballaststoffe aufzunehmen. So helfen Sie Ihrem Körper, eine mögliche Übersäuerung abzubauen.
- Nutzen Sie täglich die entzündungshemmende Wirkung von Gewürzen.
- Bauen Sie in Ihren Speiseplan Omega-3-reiche Öle und Fette ein, um Entzündungsprozesse im Körper zusätzlich zu bekämpfen. Gute Lieferanten sind Walnussöl, Speiseleinöl, Lachs, Makrele, Forelle.
- Kombinieren Sie Ihre Speisen in Maßen mit pflanzlichen Eiweißquellen wie Hülsenfrüchten und Nüssen.
- Setzen Sie auf Vitamin C, Vitamin E und grünen Tee. Die enthaltenen Antioxidanzien helfen gegen Entzündungen.
- Nehmen Sie ausreichend knochenstärkendes Kalzium auf. Gute Lieferanten sind Grünkohl, Brokkoli und Spinat.
- Trinken Sie ausreichend. Täglich sollten es mindestens 2,5 Liter stilles Wasser oder ungesüßte Kräutertees sein.

DIE WICHTIGSTEN LEBENSMITTEL

Erst durch das Zusammenspiel aller Komponenten Ihrer Anti-Arthrose-Ernährung entfaltet sich die entzündungshemmende, schmerzsenkende und knorpelschützende Wirkung. Die folgenden Lebensmittel sollten deshalb in möglichst großer Vielfalt auf Ihrem Speiseplan zu finden sein:

Gemüse

Der Hauptbestandteil der Ernährung sollte Gemüse sein. Vor allem folgende Sorten sind zu empfehlen: Paprika, Brokkoli, Zucchini, Möhren, Kürbisse, Gurken, Spinat, Spargel, Kartoffeln (mit Schale), Süßkartoffeln, Rote Beten, Rettiche und Pilze (besonders Steinpilze). Sehr empfehlenswert sind auch alle Kohlsorten (Grünkohl, Rosenkohl, Blumenkohl, Rotkohl). Versuchen Sie außerdem so oft es geht, Zwiebeln und Knoblauch (auch Frühlingszwiebeln und Lauch) in Ihren Speiseplan einzubauen, da Zwiebelgewächse besonders knorpelschützend wirken.
Auch fermentierte Lebensmittel (**siehe Seite 65**) wie etwa rohes Sauerkraut, Tempeh oder das aus der koreanischen Küche bekannte Kimchi sind empfehlenswert. Mehr Infos zu entzündungshemmenden Gemüsesorten finden Sie in der Tabelle auf **Seite 40.**
Die Menge macht's: Essen Sie täglich drei große Portionen (dreimal 2 Handvoll) Gemüse als Rohkost, Salat, schonend gedämpft oder kurz gegart.

Obst

Wechseln Sie die Obstsorten regelmäßig und kombinieren Sie nach Herzenslust. Beeren (Brombeeren, Heidelbeeren, Himbeeren und Erdbeeren) sind besonders nährstoffreich und enthalten wenig Zucker, dafür aber viele entzündungshemmende und knorpelaufbauende Stoffe. Auch Papayas, Ananas, Mangos, Pfirsiche, Äpfel sowie Zitrusfrüchte sind bei Arthrose empfehlenswert. Mehr Infos zu entzündungshemmenden Obstsorten finden Sie in der Tabelle auf **Seite 41.**

Die Menge macht's: Versuchen Sie, täglich eine große Portion Obst zu sich zu nehmen – am besten morgens als erste Mahlzeit auf leeren Magen, da Obst dann am besten bekömmlich ist (**siehe Seite 94**).

2 große Handvoll Obst pro Tag dürfen Sie genießen. Dunkle Beeren sind besonders empfehlenswert.

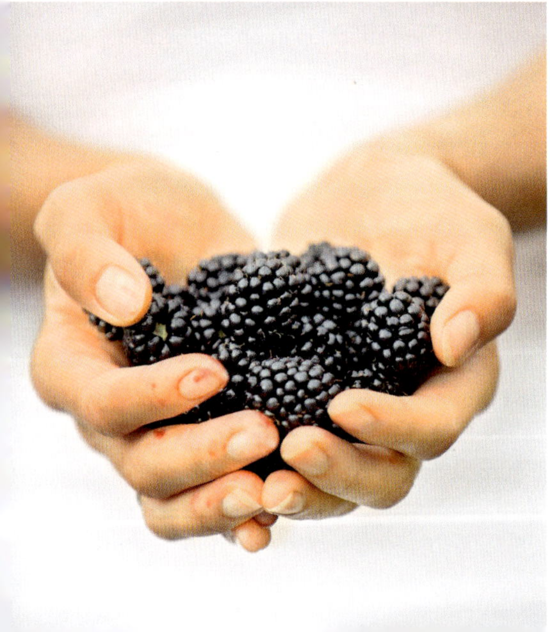

Salate

Essen Sie viele unterschiedliche Sorten Salat. Besonders bittere Sorten wie Chicorée, Rucola und Endiviensalat sind empfehlenswert, da sie die nützlichen Darmbakterien mit Nahrung versorgen. Die Bitterstoffe sorgen für eine gute Verdauuung und leisten damit auch einen Beitrag zur Gewichtsregulation.

Die Menge macht's: Salate dürfen täglich auf dem Speiseplan stehen, gern auch mal als Smoothie (**siehe Seite 105**).

Sprossen

Verfeinern Sie Ihre Mahlzeiten (Salate, Gemüse, Currys, Brote) mit Sprossen aller Art. Brokkoli-Sprossen (**siehe Seite 40**) sind besonders zu empfehlen.

Die Menge macht's: Sprossen sind kleine Nährstoff-Kraftpakete. Seien Sie kreativ und greifen Sie täglich zu!

Kräuter

Bauen Sie so oft wie möglich Kräuter wie Petersilie, Schnittlauch, Rosmarin, Thymian, Basilikum, Oregano, Koriander, Brennnessel und Löwenzahn in Ihren Speiseplan ein. Frische Kräuter sind ideal, aber auch TK-Kräuter sind eine gute Alternative. Mehr Infos zu gesunden entzündungshemmenden Kräutern finden Sie ab **Seite 45.**

Die Menge macht's: Mindestens 1 EL gehackte Kräuter sollte es täglich sein. Streuen Sie sie über warme und kalte Gerichte oder einfach aufs Brot.

PARANÜSSE

Paranussbäume haben ein sehr feines und tiefes Wurzelgeflecht, wodurch sie mehr Radioaktivität speichern als andere Pflanzen. Diese lagert sich auch in den Nüssen ab. Das Bundesamt für Strahlenschutz rät daher, nicht mehr als zwei Paranüsse am Tag zu essen.

Gewürze

Verwenden Sie reichlich entzündungshemmende Gewürze wie Kurkuma, Ingwer, Chili und Zimt. Entscheidend für den Erfolg ist bei Gewürzen die Regelmäßigkeit der Einnahme! Mehr Infos zu entzündungshemmenden Gewürzen finden Sie ab **Seite 42.**

Die Menge macht's: Täglich ½ –1 TL Kurkuma und ½ TL Zimt, Chili oder Ingwer sowie weitere Gewürze nach Geschmack. Perfekt zu Ihrer neuen Kost passt auch das Anti-Arthrose-Gewürz-Trio (**siehe Seite 44**).

Nüsse, Samen, Kerne

Vor allem Walnüsse, Mandeln, Cashewkerne und Haselnüsse sind ideal bei Arthrose. Auch Paranüsse dürfen Sie genießen, davon aber bitte nicht mehr als zwei am Tag (**siehe Kasten**). Auch Samen und Kerne, vor allem Leinsamen, Sesamsamen, Hanfsamen, Sonnenblumenkerne und Mohn, sollten für Sie zur Selbstverständlichkeit werden. Streuen Sie sie auf Salate, Gemüse oder Obstbowls.

Die Menge macht's: Etwa 1 Handvoll Nüsse und 2 EL Kerne und Samen am Tag dürfen es gerne sein.

Pflanzenöle

Insbesondere Leinöl, Hanföl, Olivenöl (extra vergine) und Walnussöl sollten in Ihrer Küche stehen. Lein-, Hanf- und Walnussöl bitte nur in der kalten Küche verwenden und nicht erhitzen, damit ihre wertvollen Fettsäuren und ihr feines Aroma erhalten bleiben. Zum Braten können Sie Kokosfett oder Butterschmalz nehmen. Mehr Infos zur Wahl der Fette finden Sie ab **Seite 46.**

Die Menge macht's: Täglich 2 EL Leinöl. Andere Öle zusätzlich nach Geschmack. 1 EL des Leinöls kann auch durch Olivenöl oder Hanföl ersetzt werden.

Getreide & Beilagen

Auch Getreide darf in Maßen Teil Ihrer Arthrose-Ernährung sein. Greifen Sie vor allem zu Haferflocken und Dinkelbrot. Weizen und Roggen sollten Sie besser meiden. Gelenkfreundliche Beilagen sind Hirse, Dinkel, Quinoa, brauner ungeschälter Reis, Reisnudeln, Linsennudeln, Kichererbsennudeln, Dinkelvollkornnudeln. Mehr Infos zu entzündungshemmenden Getreideprodukten und Beilagen finden Sie ab **Seite 50.**

Die Menge macht's: Beschränken Sie Ihren Getreidekonsum auf eine Mahlzeit am Tag (zum Beispiel 2 Scheiben Dinkelbrot zum Abendessen) und ein Gericht mit Beilage.

DIE BESTEN GEMÜSE- UND OBSTSORTEN FÜR FITTE GELENKE

Einige Gemüse- und Obstsorten enthalten besonders viele antientzündliche Inhaltsstoffe. Sie sind daher für eine Arthrose-Therapie von hoher Bedeutung und dürfen besonders häufig auf dem Speiseplan stehen. Kaufen Sie Obst und Gemüse am besten in Bioqualität und genießen Sie die gesunde Vielfalt der Natur nach Herzenslust!

Gemüse/Obst	Wirkstoffe	Anwendung
Zwiebel, Knoblauch, Lauch	Zwiebeln und Knoblauch enthalten Schwefelverbindungen (= Sulfide), die eine wichtige Rolle im Knorpelstoffwechsel spielen. Außerdem liefern sie den sekundären Pflanzenstoff Quercetin, der den Abbau von Knorpelstrukturen hemmt. Zusätzlich findet sich in Zwiebeln, Frühlingszwiebeln, Schalotten und Knoblauch der Krebsschutzstoff Allicin. Damit Allicin entstehen kann, müssen Zwiebeln oder Knoblauch geschnitten oder gehackt werden.	Essen Sie Zwiebeln und Knoblauch am besten täglich. Lassen Sie sie nach dem Schneiden etwa 5–10 Minuten ruhen, bevor Sie sie weiterverarbeiten. So gehen Sie sicher, dass das wertvolle Allicin gebildet wird.
Brokkoli & Brokkoli-Sprossen	Brokkoli enthält reichlich Sulforaphan, einen sekundären Pflanzenstoff, der antioxidativ und entzündungshemmend wirken und die Knorpel schützen soll. Britische Forscher fanden heraus, dass Sulforaphan Enzyme blockiert, die für die Gelenkzerstörung verantwortlich gemacht werden. Damit kann der Wirkstoff das Voranschreiten der Arthrose verlangsamen. Auch Brokkoli-Sprossen sind wegen ihres hohen Sulforaphangehalts sehr zu empfehlen. Insgesamt enthalten alle Kohlsorten (Grünkohl, Rosenkohl, Blumenkohl …) wertvolle sekundäre Pflanzenstoffe und sogar mehr antientzündlich wirkendes Vitamin C als Orangen.	Planen Sie mindestens drei Brokkoli-Mahlzeiten pro Woche ein. Den Brokkoli dafür möglichst nicht kochen, sondern dünsten oder roh als Salat verzehren. Gewöhnen Sie sich an, Brokkoli immer auf Vorrat im Tiefkühlfach zu haben. Auch Brokkoli-Sprossen dürfen gern mehrmals pro Woche auf Ihrem Speiseplan stehen.

Gemüse/Obst	Wirkstoffe	Anwendung
Spinat	Spinat enthält überdurchschnittlich viele Vitamine und Mineralstoffe sowie sekundäre Pflanzenstoffe wie Carotinoide und über ein Dutzend Flavonoide. Zudem ist er reich an Antioxidanzien. Außerdem enthält Spinat viel Kalzium für die Knochengesundheit.	Geben Sie Spinat so oft es geht in Smoothies, Gemüsepfannen oder Currys. Aber nicht mitkochen, da sonst Nährstoffe verloren gehen.
Salatgurke, Zucchino, Rettich & Pfirsich	Diese Lebensmittel enthalten hohe Konzentrationen des entzündungs- und schmerzsenkenden Spurenelements Bor. Achten Sie darauf, Gurken und Zucchini aus Freilandanbau zu kaufen, da diese deutlich mehr Nährstoffe enthalten als Ware aus dem Gewächshaus.	Versuchen Sie, täglich zwei Portionen borhaltige Lebensmittel aufzunehmen.
Beeren	Beeren sind reich an entzündungshemmenden und knorpelschützenden Inhaltsstoffen wie Anthozyanen, Ellagsäure und Gerbsäuren. Darüber hinaus enthalten sie bei hoher Nährstoffdichte nur wenige Kalorien. Im Winter können Sie zu TK-Beeren greifen.	Essen Sie täglich 1 große Handvoll Beeren, am besten zum Frühstück.
Enzymreiche Tropenfrüchte	Tropische Früchte wie Ananas, Papaya und Mango sind enzymreich und wirken dadurch besonders entzündungshemmend. So zeigt das schwefelhaltige Enzym Bromelain in Ananas eine antientzündliche Wirkung bei Gelenkbeschwerden. Als zuckerreiche Frucht sollte Ananas allerdings nicht täglich verzehrt werden. Papaya enthält das entzündungshemmende Enzym Papain und darf gerne regelmäßig auf dem Speiseplan stehen.	Für eine optimale Wirkung sollten Ananas, Papaya und Mango mehrmals die Woche gleich morgens auf leeren Magen verzehrt werden.
Granatapfel	Granatäpfel enthalten viele Antioxidanzien wie etwa Polyphenole, die als Radikalfänger gelten. Durch ihre ausgeprägte antioxidative Wirkung hemmen Granatäpfel den Knorpelabbau und wirken entzündungshemmend. Die antientzündlichen Wirkstoffe wirken zudem schmerzlindernd. Studien konnten zeigen, dass Granatapfelextrakt Enzyme blockiert, die bei der Entstehung von Arthrose eine Rolle spielen.	Trinken Sie Granatapfelsaft oder geben Sie die Kerne so oft wie möglich in Müslis, auf Obstsalate, in Suppen oder Gemüsegerichte. Viele Supermärkte bieten die Kerne inzwischen lose an.

GEWÜRZE, KRÄUTER & KAKAO

Aus der ayurvedischen Heilkunde und der Traditionellen Chinesischen Medizin ist schon lange bekannt, dass bestimmte Gewürze und Kräuter eine schmerzlindernde und entzündungssenkende Wirkung haben. Der Grund liegt häufig in den antioxidativ wirkenden ätherischen Ölen. Bei Gelenkbeschwerden lohnt es sich daher, auf die positive Wirkung bestimmter Kräuter und Gewürze zu setzen. Durch die Regelmäßigkeit der Einnahme und durch die Kombination verschiedener Gewürze und Kräuter können bedeutende Effekte bei der Schmerzreduktion und der Abnahme von Entzündungen erzielt werden.
Folgenden Gewürzen und Kräutern wird eine besonders starke entzündungs- und schmerzsenkende Wirkung zugeschrieben. Sie sollten daher von jetzt an so oft wie möglich auf Ihrem Speiseplan stehen.

Ingwer

Ingwer wirkt entzündungshemmend und schmerzlindernd, fördert die Durchblutung und regt den Stoffwechsel an. Wissenschaftlich gut belegt ist speziell die positive Wirkung von Ingwer auf Arthrose-Schmerzen.
In Studien konnte gezeigt werden, dass die scharfe Wurzel die Bildung von schmerzauslösenden Entzündungsbotenstoffen unterdrückt und damit Schmerzen ähnlich gut lindern kann wie ein Schmerzmittel. Allerdings ohne die negativen Nebenwirkungen der klassischen Medikamente **(siehe Seite 13)**. Entscheidend ist hier die Regelmäßigkeit der Einnahme.
Anwendung: Ein circa 1 cm langes Stück Ingwer geschält und in feine Scheiben geschnitten oder alternativ 1 TL frisch geriebenen Ingwer in eine Tasse geben und mit heißem Wasser übergießen. Bedeckt etwa 10 Minuten ziehen lassen und etwa 2–3 Tassen Ingwerwasser täglich trinken. Gut schmeckt auch das Ingwer-Zitronen-Wasser von **Seite 103.** Ingwer passt außerdem prima in Currys sowie in Smoothies.

Chili

Der scharfe Inhaltsstoff Capsaicin in Chilischoten verhindert die Schmerzweiterleitung im Körper. Chili wirkt dadurch schmerzhemmend sowie entzündungssenkend und regt die Durchblutung an. Capsaicin wird auch in Wärmepflastern als Wirkstoff verwendet. Darüber hinaus regt der Verzehr von Chili den Stoffwechsel an und der Körper verbrennt mehr Kalorien. Dadurch kann eine bei Arthrose häufig notwendige Gewichtsreduktion unterstützt werden.
Anwendung: Versuchen Sie, nach jedem Essen 1–3 kleine Chilischoten zu schlucken. Es spielt keine Rolle, ob die Schoten frisch oder getrocknet sind. Mit etwas Öl geht es leichter. Wenn Sie die Chilischoten vorher anritzen oder zerbrechen, fördern Sie die Aufnahme der Wirkstoffe im Darm. Alternativ können Sie regelmäßig Chiliflocken (gibt es als Gewürz zu kaufen) über Ihr Essen streuen.

„

Lass Nahrung
deine Medizin
sein und
Medizin deine
Nahrung.

“

Hippokrates

DAS ANTI-ARTHROSE-GEWÜRZ-TRIO

Die ideale Gewürzmischung bei Arthrose: Mischen Sie 1 Msp. gemahlenen Koriander, 1 Msp. gemahlenen Kreuzkümmel (Cumin) und 1 Msp. geriebene Muskatnuss und geben Sie diese Kombination ein- bis zweimal täglich auf Ihr Essen. Der Mix passt hervorragend in Quark, Öl, auf Gemüse oder in Suppen. Sie können das Gewürz auf Vorrat mischen, damit Sie es immer schnell zur Hand haben. Je nach Geschmack können Sie aus dem Trio mit 1 Msp. gemahlener Kurkuma auch ein Quartett machen. Die Gewürzmischung wirkt schmerzlindernd und verbessert die Durchblutung der Gelenkschleimhaut. Viele Betroffene können mit ihrer Hilfe die Dosis ihrer Schmerzmittel dauerhaft reduzieren.

Kurkuma

Kurkuma gehört zur Familie der Ingwergewächse und stammt aus Südasien. Der Hauptwirkstoff ist der gelbe Farbstoff Curcumin, der entzündungshemmend, antiviral, antibakteriell und antioxidativ wirkt. Mehrere Studien konnten belegen, dass Kurkuma bei Arthrose entzündungshemmend und auch schmerzlindernd wirkt. Optimal vom Körper aufgenommen wird Kurkuma in Kombination mit Öl und etwas schwarzem Pfeffer. Er verstärkt Studien zufolge die Wirkung von Kurkuma um das 1000-Fache.

Anwendung: Für eine entzündungshemmende und knorpelschützende Wirkung ist die tägliche Dosis von 1 TL gemahlener Kurkuma ideal (mit Öl und Pfeffer). Kurkuma passt gut zu Gemüsegerichten, zu Currys oder Suppen, Tee oder warmer Mandelmilch (**siehe Rezept für Goldene Milch, Seite 137**).

Zimt

Zimt wirkt antioxidativ und ebenfalls entzündungssenkend. Er senkt den Blutzuckerspiegel und hilft, ihn konstant zu halten. Dies ist wichtig, um Entzündungen zum Abklingen zu bringen. Zimt fördert so den Regenerationsprozess und hilft, Schwellungen und Steifheitsgefühle in den Gelenken zu reduzieren.

Anwendung: ½ TL Zimtpulver pro Tag über Müsli streuen, mit Obst kombinieren oder in Tee oder warmes Wasser geben (eventuell mit etwas Honig süßen). Verwenden Sie am besten den hochwertigen und besonders gut verträglichen Ceylon-Zimt.

Kakao

Auch Kakao enthält entzündungssenkende Wirkstoffe und darf daher gerne ab und zu genossen werden. Zum Beispiel in Form von dunkler Schokolade mit einem Kakaoanteil von mindestens 70 Prozent. Epicatechin, ein Hauptbestandteil von Kakao, hilft,die Bildung des entzündungsfördernden Signalstoffs TNF

alpha zu unterdrücken, der für den Knorpelabbau in entzündeten Gelenken verantwortlich ist. Greifen Sie daher stets zu Schokolade mit hohem Kakaoanteil und lassen Sie die Finger von herkömmlicher Milchschokolade. Milchschokolade besteht überwiegend aus Zucker, wodurch Entzündungsreaktionen sogar noch angeheizt werden.
Anwendung: Hin und wieder 1–2 Stückchen dunkle Schokolade sind erlaubt.

Frische Kräuter

Frische Kräuter sollten von nun an täglich auf Ihrem Speiseplan stehen. Neben hohen Mengen an Vitaminen und Mineralstoffen enthalten sie eine große Vielfalt an sekundären Pflanzenstoffen und wirken entzündungshemmend sowie schmerzlindernd. Sie stärken das Immunsystem, machen freie Radikale unschädlich und helfen der Leber zu entgiften. Die vielfältigen positiven Wirkungen von Kräutern sind durch wissenschaftliche Studien belegt. Kräuter passen sehr gut zu Salaten, Quark oder Gemüsegerichten. Wichtig ist, dass Sie nicht immer dieselben Kräuter verwenden, sondern variieren, um möglichst viele der entzündungssenkenden Stoffe aufzunehmen. Damit bei frischen Kräutern die Vitalstoffe optimal erhalten bleiben, sollten sie immer erst kurz vor dem Verzehr gepflückt und klein gehackt werden. Die meisten Kräuter sind hitzeempfindlich. Sie werden nicht mitgekocht, sondern erst am Ende auf das fertige Gericht gestreut. Ausnahmen sind Rosmarin, Majoran, Estragon und Liebstöckel. Sie geben ihr Aroma am besten während des Kochens ab. Kräuter wachsen gut auf dem Balkon oder im Garten und einige Sorten wie Kresse, Petersilie, Basilikum und Rosmarin lassen sich auch problemlos auf der Fensterbank ziehen. Im Winter oder wenn es schnell gehen muss, ist auch gegen Tiefkühlkräuter nichts einzuwenden.
Anwendung: Verwenden Sie täglich mindestens 1 EL klein geschnittene oder gehackte Kräuter und verfeinern Sie damit Ihre Mahlzeiten. Empfehlenswert sind unter anderen Petersilie, Schnittlauch, Dill, Oregano, Basilikum, Salbei, Thymian, Koriander, Rosmarin und Liebstöckel.

REGELMÄSSIGKEIT

Um von der heilsamen Wirkung von Kräutern und Gewürzen auf Ihre Gelenke profitieren zu können, ist Regelmäßigkeit essenziell. Versuchen Sie, täglich so viele Gewürze und Kräuter wie möglich in Ihre Mahlzeiten einzubauen. Dies gilt insbesondere für das Anti-Arthrose-Gewürz-Trio **(siehe Seite 44)**, aber auch für alle anderen Gewürze und Kräuter. Besorgen Sie sich die wichtigsten Anti-Arthrose-Gewürze, beginnen Sie, Kräuter selbst zu ziehen, und haben Sie immer einen reichlichen Kräutervorrat im Tiefkühlfach.

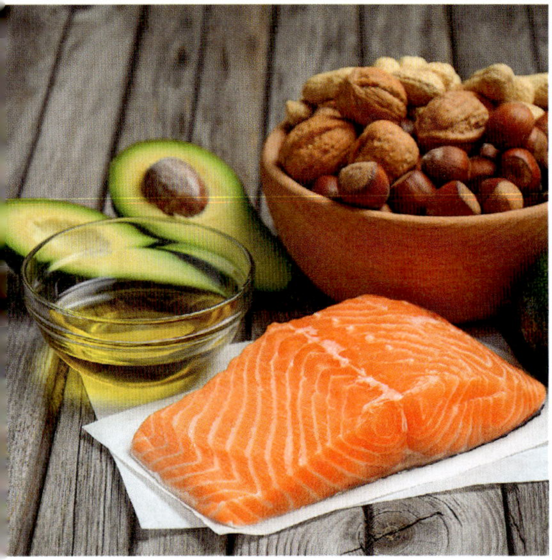

Nicht grundsätzlich schlecht: Bestimmte Fette sind sogar lebensnotwendig für unseren Körper.

Zu den wichtigsten Omega-3-Fettsäuren gehören: Alpha-Linolensäure (ALA), Eicosapentaensäure (EPA) und Docosahexaensäure (DHA). Die pflanzliche Fettsäure ALA kommt vor allem in Leinöl und Leinsamen, Walnussöl und Walnusskernen, Hanföl und Rapsöl vor. Der Körper kann ALA nicht selbst herstellen, daher muss sie über die Nahrung zugeführt werden. EPA und DHA werden vor allem aus Fisch und Algen gewonnen. Sie sind besonders stoffwechselaktiv und finden sich reichlich in fetten Kaltwasserfischen (Makrele, Lachs, Hering,, Forelle), Mikroalgen (wie Spirulina und Chlorella) oder Krill (winzige Krebstierchen). Der Körper kann EPA und DHA in kleinen Mengen aus ALA selbst herstellen, den benötigten Rest müssen wir über die Nahrung aufnehmen.

DIE RICHTIGEN FETTE

Eine verstärkte Zufuhr von Omega-3-Fettsäuren gilt bei Gelenkbeschwerden und allgemein in der Therapie entzündlicher Krankheiten als einer der wichtigsten Schlüssel zum Erfolg. Denn Omega-3-Fettsäuren wirken stark entzündungshemmend und sind als Gegenspieler der entzündungsfördernden Omega-6-Fettsäuren teilweise in der Lage, diese zu neutralisieren.

Sind Omega-3- und Omega-6-Fettsäuren nicht in einem ausgeglichenen Verhältnis vorhanden, kann dies die Entstehung von sogenannten stillen Entzündungen (low-grade inflammations) fördern **(siehe Seite 13)**.

SORRY, BESETZT!

Wichtig ist zu wissen, dass unser Stoffwechsel Omega-6- und Omega-3-Fettsäuren mithilfe desselben Enzyms verarbeitet: Sind schon alle Enzyme mit entzündungsfördernden Omega-6-Fettsäuren besetzt, ist der Körper nicht mehr in der Lage, Omega-3-Fettsäuren aufzunehmen. Daher ist es nicht nur von Bedeutung, die Zufuhr der Omega-3-Fettsäuren zu erhöhen – gleichzeitig müssen auch die Omega-6-Fettsäuren reduziert werden.

Die besten Lieferanten

Es gibt unterschiedliche tierische und pflanzliche Omega-3-Quellen. Fetter Fisch ist ein Top-Omega-3-Lieferant, genauso wie einige Pflanzenöle, Samen oder Nüsse.

Fetter Fisch: Fisch nimmt in der Arthrose-Therapie eine Sonderrolle ein. Zwar enthält er als tierisches Lebensmittel die entzündungsfördernde Arachidonsäure **(siehe Seite 18)**, gleichzeitig versorgt er uns aber mit großen Mengen an gesunden Omega-3-Fettsäuren, die als Gegenspieler zur Arachidonsäure entzündungshemmend wirken. Die höchsten Mengen an Omega-3-Fettsäuren enthalten Hering, Makrele, Lachs und Forelle. In Hering ist das Verhältnis von Arachidonsäure zu Omega-3-Fettsäuren besonders günstig.

- Wählen Sie immer Fisch aus Wildfang und achten Sie beim Kauf auf Herkunft und Qualitätssiegel. So helfen Sie mit, den Fischfang nachhaltig zu gestalten, und kaufen gute Qualität.
- Meiden Sie panierten Fisch oder in Mayonnaise und Saucen eingelegten Fisch. Dieser enthält neben viel Zucker und Salz auch viele ungesunde Zusatzstoffe. Meiden Sie außerdem Schwertfisch und Thunfisch – diese Fischarten können mit schädlichen Schwermetallen belastet sein. Auch Pangasius ist meistens schadstoffbelastet.

Falls Sie nicht so gerne Fisch essen, können Sie alternativ täglich Fischölkapseln oder als pflanzliche Alternative Algenölkapseln einnehmen, um Ihren Omega-3-Bedarf zu decken. Dies kann gerade am Anfang der Therapie sinnvoll sein. Empfohlen wird bei der Einnahme dieser Präparate eine tägliche Omega-3-Dosis von 2 g.

Pflanzliche Speiseöle: Verwenden Sie bei den pflanzlichen Ölen vorwiegend Omega-3-Fettsäure-reiche Speiseöle wie Leinöl (54 % Omega-3-Fettsäuren), Hanföl (18 %) oder Walnussöl (13 %). Leinöl ist unter den pflanzlichen Ölen der beste Omega-3-Lieferant.

FISCHÖL ODER PFLANZLICHES ÖL?

Der Vorteil von Fisch und Fischöl gegenüber pflanzlichen Ölen liegt darin, dass sowohl Fisch als auch Fischöl bereits die wichtigen langkettigen Fettsäuren EPA und DHA enthalten. Speiseleinöl enthält dagegen die kürzere Fettsäure Alpha-Linolensäure (ALA), die im Körper erst noch in die langkettige Fettsäure EPA umgewandelt werden muss, ehe sie ihre entzündungssenkende Wirkung entfalten kann.

Es kann daher ratsam sein, gerade zu Beginn einer Therapie auf Fisch und Fischöl zu setzen, um Entzündungen schneller zu reduzieren und Schmerzen wirkungsvoller zu lindern. Später sind dann alle Omega-3-Fettsäure-Quellen gleichermaßen zu empfehlen.

Durch seinen hohen Gehalt an der entzündungshemmenden Alpha-Linolensäure ist Leinöl allerdings sehr lichtempfindlich und wird schnell ranzig. Kaufen Sie möglichst kleine und dunkle Flaschen, lagern Sie das Öl ausschließlich im Kühlschrank und verbrauchen Sie es innerhalb von drei Wochen. Nehmen Sie täglich etwa 2 EL Leinöl zu sich. Leinöl darf nicht erhitzt werden und ist daher nur für die kalte Küche geeignet. Verwenden Sie es großzügig auf Salaten, in Quark, zu Gemüse oder in Smoothies.

Samen und Nüsse: Auch Hanfsamen, Chia-Samen und Walnüsse liefern wertvolle Omega-3-Fettsäuren. Streuen Sie sie, wann immer es geht, über Müslis, Obst, Salate, Gemüse oder Suppen.

Das richtige Fett zum Braten: Verwenden Sie zum Kochen oder Anbraten von Gemüse Öle und Fette mit hohem Rauchpunkt. Gut geeignet sind Bio-Kokosfett, Rapsöl, Ghee (geklärte Butter), helles Sesamöl und nach neuesten Erkenntnissen auch natives Olivenöl extra vergine (allerdings nur bis 180°).

PFLANZLICHE EIWEISS- UND BALLASTSTOFFQUELLEN

Für eine entzündungshemmende Ernährung ist es wichtig, tierische Produkte wie Milchprodukte und vor allem Fleisch und Wurstwaren zu reduzieren oder sogar ganz wegzulassen. Um trotzdem gut mit Eiweiß versorgt zu sein, können Sie ab jetzt mehr pflanzliche Eiweißquellen auf den Tisch bringen. Sie sorgen für starke Gelenke und sind auch top für die Darmgesundheit.

Essenzielle Aminosäuren

Eiweiße lassen sich zerlegen in Aminosäuren, von denen es insgesamt 20 gibt. Einige können vom Körper selbst hergestellt werden, acht Aminosäuren kann der Körper jedoch nicht selbst produzieren. Sie müssen über die Nahrung zugeführt werden und gelten daher als essenzielle Aminosäuren. Nun besteht natürlich die Möglichkeit, den täglichen Eiweißbedarf über den Verzehr tierischer Produkte (Fleisch, Fisch, Eier, Milchprodukte) zu decken, da die benötigten Aminosäuren in tierischen Produkten in einem günstigen Verhältnis vorkommen. Man spricht hier von Eiweiß mit einer hohen Bioverfügbarkeit.

Allerdings enthält tierisches Eiweiß gleichzeitig viele entzündungsfördernde gesättigte Fettsäuren (Beispiel Arachidonsäure, **siehe Seite 18**), Purine sowie schwefelhaltige Aminosäuren, die vom Körper sauer verstoffwechselt werden. Das bedeutet, beim Abbau dieser Aminosäuren entstehen Säuren, die den Organismus belasten können und das Säure-Basen-Verhältnis stören. Zusätzlich sind tierische Produkte häufig stark verarbeitet, durch Antibiotika und Hormone belastet und enthalten viele schädlichen Zusatzstoffe wie Fett, Salz, Zucker und Phosphate. Deshalb ist es ratsam, vermehrt auf pflanzliche Eiweißquellen zu setzen.

WIE VIEL EIWEISS BRAUCHEN WIR?

Die Deutsche Gesellschaft für Ernährung (DGE) empfiehlt pro Tag eine Zufuhr von 0,8 g Eiweiß pro Kilogramm Körpergewicht. Bei einem Körpergewicht von 60 kg sind das etwa 50 g Eiweiß. Für Menschen über 65 Jahre wurde der Wert 2017 auf 1g pro Kilogramm Körpergewicht hochgesetzt. In den westlichen Industrienationen wird aber häufig die doppelte oder sogar dreifache Menge Eiweiß am Tag verzehrt – mit negativen Auswirkungen auf die Gesundheit. So erhöht sich dadurch unter anderem das Risiko für Herz-Kreislauf-Erkrankungen.

Vorteile pflanzlicher Eiweiß

Pflanzliche Eiweißquellen gelten als tendenziell gesünder. Sie liefern gesunde Mikronährstoffe wie Vitamine und Spurenelemente sowie wertvolle sekundäre Pflanzenstoffe. Alle essenziellen Aminosäuren kommen auch in pflanzlichen Lebensmitteln vor, allerdings in unterschiedlichen Konzentrationen. Da wir über den Tag verteilt aber verschiedene Mahlzeiten mit unterschiedlichen pflanzlichen Eiweißquellen zu uns nehmen, ergibt sich insgesamt eine ähnlich hohe Bioverfügbarkeit wie bei tierischem Eiweiß. Gute pflanzliche Eiweißquellen sind Hülsenfrüchte (wie Linsen, Bohnen, Erbsen und Kichererbsen), Nüsse (wie Mandeln, Walnüsse und Paranüsse) und Samen (wie Hanfsamen, Leinsamen, Sonnenblumenkerne und Sesam).
Zudem liefern diese Lebensmittel wertvolle Ballaststoffe, wodurch die Bildung nützlicher Bakterienstämme im Darm gefördert und das Immunsystem nachhaltig gestärkt wird. Auch Sojaprodukte, Quinoa und Amarant versorgen uns mit reichlich pflanzlichem Protein.

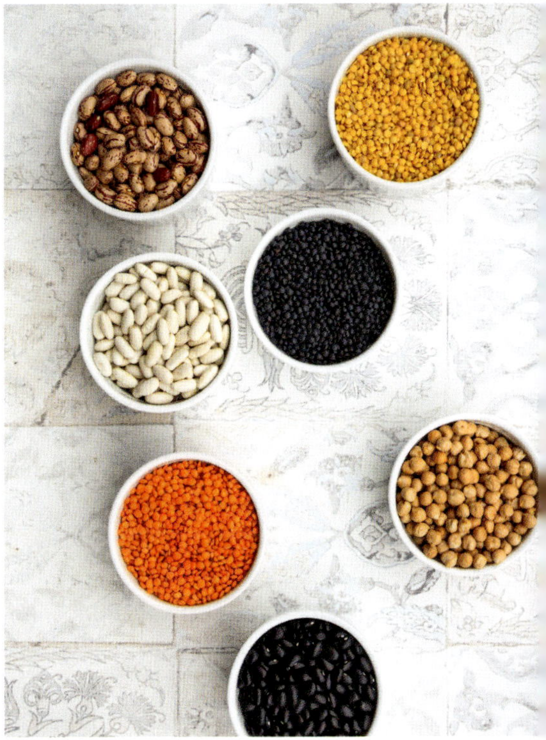

Grünes Protein: Viele pflanzliche Lebensmittel sind hervorragende Eiweißlieferanten.

GETREIDEPRODUKTE UND BEILAGEN

Getreide – insbesondere Weizen – enthält entzündungsfördernde Substanzen. Sie gelten zwar nicht direkt als entzündungsauslösend, können aber bei empfindlichen Menschen bestehende Entzündungen fördern. Dies kann sich negativ auf das Krankheitsbild auswirken und Arthrose-Schmerzen verstärken. Beobachten Sie sich und Ihren Körper genau und lassen Sie alle Substanzen konsequent weg, die Ihnen nicht gut verträglich erscheinen oder Ihre Beschwerden verstärken. Grundsätzlich kann der Anteil an entzündlichen Substanzen in Getreide durch bestimmte Verarbeitungs- und Zubereitungsformen reduziert werden. Dazu zählen die Sauerteigführung beim Brotbacken und das Einweichen und Keimenlassen von Getreide.

Brot & Teigwaren

Versuchen Sie, bei Gelenkschmerzen den Verzehr von Brot- und Teigwaren (Gebäck, Kuchen, Kekse, süße Teilchen) auf ein Minimum zu reduzieren, und verzichten Sie auf Weizenprodukte **(siehe Seite 20)**.
Gute nährstoffreichere Alternativen sind Lebensmittel aus Dinkel sowie aus Urgetreidesorten wie Emmer und Einkorn. Roggen sollte hingegen gemieden oder nur in kleinen Mengen verzehrt werden, da die Lektine in Roggen fast ebenso aggressiv sind wie Weizenlektine. Planen Sie maximal eine Brotmahlzeit am Tag ein. Essen Sie Ihre Portion Getreide beispielsweise am Abend in Form von 2 Scheiben Bio-Dinkelbrot und wählen Sie dabei idealerweise ein Sauerteigbrot, da Sauerteigbrote als besser verträglich gelten. Meiden sollten Sie hingegen helles Toastbrot, helle Brötchen, Weißbrot/Baguette, Croissants, Kekse, Kuchen, Laugengebäck, Hartweizennudeln, weißen geschälten Reis.
Versuchen Sie insgesamt, Ihren Kohlenhydrat-Tagesbedarf nur zu einem geringen Teil über Brot- und Teigwaren zu decken, und greifen Sie lieber zu Gemüse und Salaten.
Positiver Nebeneffekt: Wenn Sie nur noch eine Getreidemahlzeit am Tag zu sich nehmen, sind Sie nahezu gezwungen, häufiger zu kochen, und werden automatisch mehr Gemüse essen.

Beilagen

Gute weizenfreie und damit nicht entzündungsfördernde Beilagen sind: Quinoa, Hirse, Amarant und Dinkel. Wobei Hirse durch ihren hohen Anteil an Silizium bei Arthrose besonders günstig ist und gerne häufiger auf dem Speiseplan stehen darf. Diese gesunden Getreide- und Pseudogetreidesorten versorgen uns zudem mit wertvollem pflanzlichem Eiweiß **(siehe Seite 48)**. Weitere empfehlenswerte Beilagen sind: Süßkartoffeln, Kartoffeln, Reisnudeln, Dinkelvollkornnudeln, Emmernudeln, Linsennudeln oder Kichererbsennudeln. Meiden sollten Sie hingegen: weißen geschälten Reis, Pommes frites, Kroketten und Kartoffelpuffer.

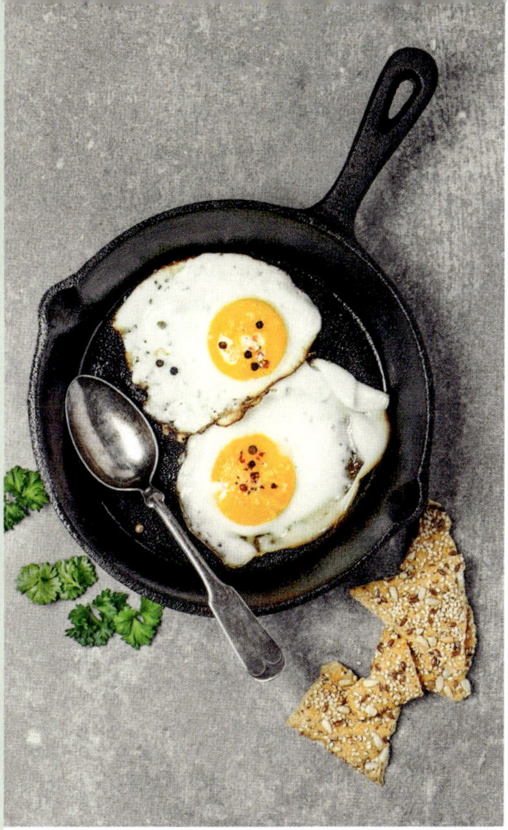

Die Menge macht's: 2 Eier pro Woche dürfen Sie sich ruhig mal in die Pfanne schlagen.

TIPPS ZUM UMGANG MIT TIERISCHEN LEBENSMITTELN

Milch & Milchprodukte

Auch wenn der entzündungsfördernde Arachidonsäuregehalt von Milchprodukten (Milch und Schnittkäse) nur gering ist, sollten sie bei Gelenkerkrankungen nur sparsam verzehrt werden, um das Risiko allergischer Reaktionen zu reduzieren. So kann beispielsweise die Laktose (Milchzucker) in Milch zu unerwünschten Veränderungen der Darmflora führen, wodurch das Immunsystem geschwächt wird. Auch die in Milch enthaltenen Milcheiweiße, Wachstumshormone, Östrogene sowie die häufige Belastung mit Antibiotika können Unverträglichkeiten auslösen. Gute Alternativen zu Kuhmilch sind Hafer-, Mandel- oder Kokosdrink. Haferdrink ist leicht süßlich im Geschmack. Da es spezielle gut schäumende Barista-Varianten gibt, ist auch die Zubereitung eines Cappuccinos damit kein Problem mehr. Wenn Sie aber auf Milchprodukte nicht gänzlich verzichten wollen, dann entscheiden Sie sich am besten für gesäuerte Lebensmittel wie Quark oder Naturjoghurt. Sie stärken durch gute Milchsäurebakterien die Darmflora und damit das Immunsystem. Bei Quark wählen Sie am besten die Magerquark-Variante und werten diese durch 1 TL Leinöl und damit durch gute Omega-3-Fettsäuren zusätzlich auf. Eine gute Alternative zu normalem Joghurt sind Kokos- und Cashew-Joghurt, die Sie im Supermarkt, in gut sortierten Drogeriemärkten und natürlich im Biomarkt erhalten. Wenn Sie auf Käse nicht ganz verzichten können, greifen Sie bevorzugt zu Rohmilchkäse, da dieser deutlich mehr gesunde Inhaltsstoffe aufweist.

Eier

Besonders Eigelb enthält Arachidonsäure (**siehe Seite 18**) in hoher Konzentration. Beschränken Sie daher Ihren Eierkonsum auf maximal 2 Eier pro Woche. Bio-Eier aus

Freilandhaltung sind die richtige Wahl, da sie mehr gesunde Fettsäuren liefern. Zudem enthalten sie besonders viele wertvolle Nährstoffe, die unter anderem die Zellmembran stärken und gleichzeitig Entzündungen senken können. Eier versorgen uns neben B-Vitaminen und den Vitaminen A, D und E auch mit den Spurenelementen Zink, Eisen und Selen.

ARACHIDONSÄUREGEHALT IN LEBENSMITTELN

Wenn Sie doch einmal zu Lebensmitteln mit Arachidonsäure greifen, sollte eine Tagesdosis von 50 mg (grober Richtwert) nicht überschritten werden. Hier zur Orienierung ein paar Anhaltspunkte:

- 100 g Hühnchenbrust (Massentierhaltung) enthalten circa 112 mg Arachidonsäure.
- 100 g Hühnchenschlegel (Massentierhaltung) enthalten circa 190 mg Arachidonsäure.
- 100 g Rindfleisch (Bio- & Weidehaltung) enthalten circa 40 mg Arachidonsäure.
- 1 Ei enthält circa 70 mg Arachidonsäure.
- 100 g Schweinefleisch (aus Massentierhaltung) enthalten circa 230 mg Arachidonsäure.
- 100 g Schweineschmalz enthalten circa 1700 mg Arachidonsäure.

Fleisch

Je stärker Ihre Arthrose-Beschwerden sind, desto mehr sollten Sie gerade in der Anfangsphase Ihrer Ernährungsumstellung auf Fleisch und Wurstwaren verzichten. Fleisch, selten und bewusst genossen, ist für die Gelenkgesundheit jedoch nicht problematisch. Wählen Sie am besten hin und wieder Rindfleisch aus Weidehaltung. Bedingt durch die Art des Futters (frisches Gras) besitzt Fleisch von Tieren aus Weidehaltung mehr Nährstoffe und ein besseres Fettsäuremuster (weniger Omega-6-Fettsäuren und mehr Omega-3-Fettsäuren) als Fleisch aus Massentierhaltung. Oder essen Sie hin und wieder mal Wild. Versuchen Sie, Ihren Fleischkonsum auf maximal eine Portion in der Woche zu reduzieren (besser weniger). Achten Sie grundsätzlich beim Kauf tierischer Produkte auf Frische, hohe Qualität, Herkunft und die Art der Tierhaltung. So profitieren Mensch und Tier.

VERZICHTEN SIE AUF WURST

Wurstwaren jeglicher Art sollten Sie von Ihrem Speiseplan streichen. Sie enthalten neben der entzündungsfördernden Arachidonsäure viele Zusatzstoffe, sind meist stark verarbeitet, gesalzen und geräuchert. Sie fachen Entzündungen im Körper verstärkt an und fördern den Abbau der Knorpelmasse im Gelenk. Darüberhinaus stuft die Weltgesundheitsorganisation (WHO) verarbeitetes Fleisch – wie Wurstwaren – inzwischen als krebserregend ein.

ANTIENTZÜNDLICHE WIRKSTOFFE

Die Arthrose-Ernährung sollte also möglichst frei von entzündungsfördernden Substanzen wie ungünstigen Fettsäuren, raffiniertem Zucker und Weizenprodukten sein. Ihre antientzündliche und gesundheitsfördernde Wirkung ergibt sich aus dem Zusammenspiel vieler Faktoren, die sich gegenseitig unterstützen und verstärken. So regen einige Inhaltsstoffe die Ausschüttung entzündungshemmender Botenstoffe an. Dies gilt etwa für die Omega-3-Fettsäuren **(siehe Seite 84)**. Andere Substanzen hemmen im Gegenzug die Ausschüttung entzündungsfördernder Botenstoffe.

Antioxidanzien

Viele Lebensmittel sind reich an Antioxidanzien und wirken dadurch Entzündungen entgegen oder können diese abschwächen.
Antioxidanzien sind Radikalfänger: Das heißt, sie neutralisieren sogenannte freie Radikale, die Zellschäden hervorrufen können und daher als mitverantwortlich für Alterungsprozesse und verschiedene Erkrankungen gelten.
Freie Radikale werden bei Stoffwechselprozessen vom Körper selbst gebildet und entstehen außerdem durch schädliche Einflüsse von außen. Dazu gehören UV-Strahlung, Zigarettenrauch oder Umweltgifte. Als besonders wirksame Antioxidanzien gelten sekundäre Pflanzenstoffe wie Carotinoide und Flavonoide, die Vitamine C und E sowie Zink und Selen.

Sekundäre Pflanzenstoffe

Neben den primären Pflanzeninhaltsstoffen wie Kohlenhydrate, Fett und Eiweiß gibt es die sekundären Pflanzenstoffe. Sie zählen laut DGE nicht zu den essenziellen Nährstoffen, haben aber vielfältige Auswirkungen auf den menschlichen Stoffwechsel. Sie kommen vor allem in Gemüse, Obst, Gewürzen, Kräutern, Nüssen, Hülsenfrüchten und Vollkornprodukten vor und sind somit Bestandteil unserer täglichen Ernährung.
Sekundäre Pflanzenstoffe verleihen Pflanzen zum Beispiel ihren Duft, ihre Farbe und ihren Geschmack. Sie helfen der Pflanze dabei, sich vor Schädlingen und Fressfeinden zu schützen, oder dienen als Lockmittel für die Bestäubung. Ihnen werden antioxidative, antimikrobielle, antientzündliche und sogar antikanzerogene Wirkungen zugeschrieben. Daher sollten Sie in der Arthrose-Ernährung nicht fehlen. Die Forschung steht hier noch relativ am Anfang, aber bereits jetzt sind etwa 100 000 sekundäre Pflanzenstoffe bekannt. Sie lassen sich in verschiedene Gruppen und Untergruppen zusammenfassen. So werden allein der Gruppe der Flavonoide über 8000 Substanzen, wie zum Beispiel die Anthocyane, zugeordnet.
Um von einer möglichst breiten Vielfalt an sekundären Pflanzenstoffen und ihren positiven Eigenschaften zu profitieren, ist es wichtig, viele verschiedene Obst- und Gemüsesorten zu verzehren und regelmäßig für Abwechslung zu sorgen.

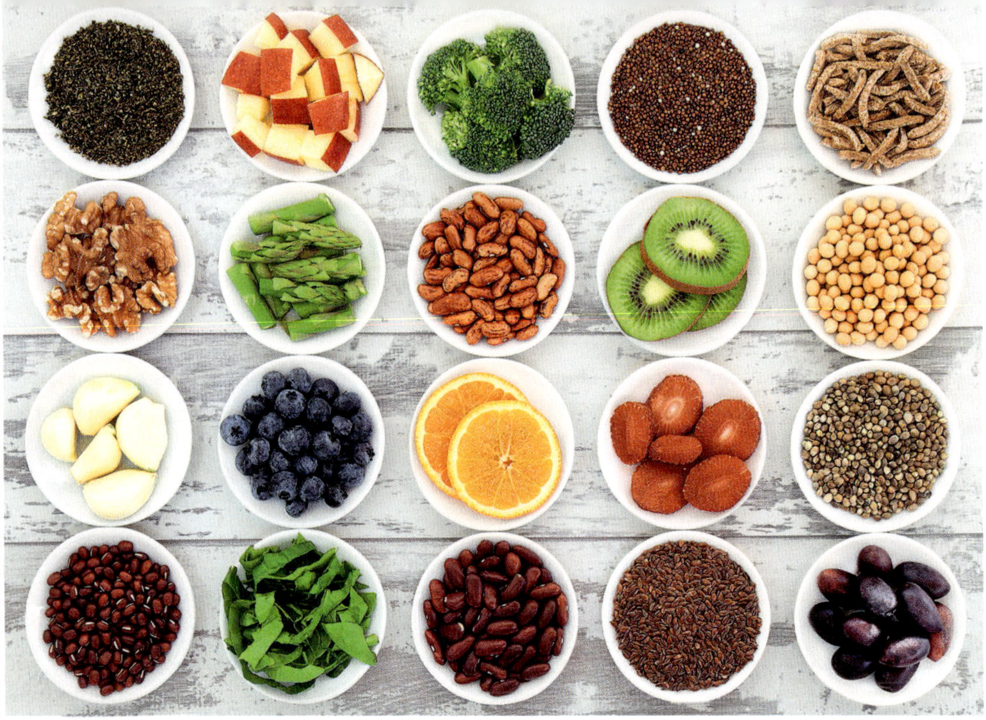

Grenzenlose Vielfalt: Für eine optimale Versorgung mit Nährstoffen sollten Sie sich möglichst abwechslungsreich ernähren.

Gute Quellen für sekundäre Pflanzenstoffe sind: Brokkoli (Senföle), Heidelbeeren (Anthocyane), Orangen (Carotinoide) und Knoblauch (Sulfide).

Vitamine & Mineralstoffe

Auch einige Vitamine und Mineralstoffe (**siehe Seite 81**) haben eine antioxidative Wirkung und beeinflussen auf diese Weise das Entzündungsgeschehen positiv. Relevant sind hier insbesondere Vitamin A, C, D und E. Die Vitamine A, C und E wirken vor allem antioxidativ, während Vitamin D die Entwicklung und Reifung der Immunzellen reguliert und somit das Immunsystem stärkt. Bei den Mineralstoffen und Spurenelementen sind in diesem Zusammenhang vor allem Magnesium, Zink, Selen und Kupfer relevant.

ACHTUNG, UMSTELLUNG!

In den ersten zwei bis drei Tagen Ihrer Ernährungsumstellung kann es zu Kopfschmerzen, Müdigkeit und allgemeinem Unwohlsein kommen, das liegt vor allem am Zuckerentzug oder auch am Koffeinentzug. Geben Sie Ihrem Körper einfach ein paar Tage Zeit, sich an die neue Ernährungsweise zu gewöhnen.

BASISCHE WIRKUNG

Ein weiterer wichtiger Aspekt ist, dass eine Ernährung mit viel Obst und Gemüse basisch auf den Organismus wirkt. Das verhindert die Übersäuerung des Körpers und damit auch riskante Entzündungsprozesse. Der Säure-Basen-Haushalt bleibt im Gleichgewicht, was insgesamt entlastend auf den Organismus wirkt. In einem basischen Milieu können zudem Nährstoffe besser zum Gelenk transportiert werden und Abfallprodukte können reibungslos abtransportiert und ausgeschieden werden. Zusätzlich wird der Körper bei einer pflanzenüberschüssigen basischen Ernährung mit deutlich mehr Vitaminen und Mineralstoffen versorgt als bei einer üblichen Mischkost. Ratsam für den Organismus allgemein und vor allem auch für die Gelenkgesundheit ist eine Ernährung aus mindestens 80 Prozent Basenbildnern und maximal 20 Prozent säurebildenden Lebensmitteln (**siehe Kasten**). Tendenziell sollte der Anteil der Säurebildner sogar noch geringer sein – insbesondere am Anfang der Ernährungstherapie.

BASISCHE UND SÄUREBILDENDE LEBENSMITTEL

Basische Lebensmittel	Säurebildende Lebensmittel
Gemüse	Fleisch & Wurstprodukte aller Art
Obst	Fisch & Meeresfrüchte
Salate	Milch & Milchprodukte (Käse, Joghurt)
Frische Kräuter	Eier
Sprossen & Keime	Weißmehlprodukte (Nudeln, Toastbrot, Weißbrot, Baguette, Teigwaren, Kuchen)
Pilze	Weißer Reis
Kalt gepresste Pflanzenöle wie Leinöl, Olivenöl, Walnussöl	Raffinierter Zucker und Süßigkeiten aller Art
Nüsse (v. a. Walnüsse, Mandeln, Paranüsse)	Essig, Senf und Würzsaucen
Samen (v. a. Leinsamen, Hanfsamen, Sesamsaat)	Fertigprodukte & Fast Food
Mandelmus	Hülsenfrüchte (außer gekeimt)
Blütenpollen	Raffinierte Fette oder Öle (z.B. Margarine)
Stilles Wasser/Quellwasser	Kohlensäurehaltige Getränke, Softdrinks
Kräutertees	Alkohol, Energydrinks, Schwarztee, Früchtetee

LEBENSMITTEL IM ÜBERBLICK

Sie wissen nun, welche Lebensmittel entzündungshemmend und schmerzsenkend auf Ihre Arthrose-Beschwerden wirken und auch, welche Lebensmittel die Gelenkgesundheit negativ beeinflussen, da sie stark entzündungsfördernd wirken. Nachfolgend noch einmal ein kurzer Überblick:

Was Ihre Gelenke mögen	Was Ihre Gelenke NICHT mögen
Gemüse, Salate & Pilze	Fleisch und Wurst, insbesondere aus Massentierhaltung
Reichlich Gewürze & Kräuter	Zucker & Süßigkeiten
Zuckerarme Obstsorten wie Beeren	Weißmehlprodukte
Nüsse & Samen (Walnüsse, Mandeln, Leinsamen, Chia-Samen)	Weizenprodukte (auch Weizenvollkorn!)
Fetten Seefisch (Hering, Lachs, Makrele)	Fertigbackwaren
Pflanzliche Öle (Leinöl, Walnussöl, Kokosfett zum Braten) – nur für die kalte Küche	Schlechte Öle und Fette (Margarine, Sonnenblumenöl)
Fermentierte Milchprodukte (Quark, Joghurt)	Fertigprodukte & Fast Food
Hülsenfrüchte (pflanzliches Eiweiß + Ballaststoffe)	Alkohol, Nikotin
Stilles Wasser, Kräutertees	Softdrinks

„Der Weg zur Gesundheit führt durch die Küche – nicht durch die Apotheke.“

Sebastian Kneipp

DER PERFEKTE TELLER

Wie wir gesehen haben, sind Gemüse, Salate, Kräuter und Obst also reich an antientzündlichen Inhaltsstoffen und enthalten auch besonders viele entzündungshemmende sekundäre Pflanzenstoffe. Sie wirken basisch auf den Organismus und helfen dem Körper, Säuren auszuleiten und die Säurelast insgesamt gering zu halten. Bei der Anti-Arthrose-Ernährung stehen sie daher im Fokus und sollten von nun an den Hauptteil Ihrer Ernährung ausmachen. Drei große Portionen Gemüse (jeweils 2 Handvoll) und eine große Portion Obst (2 Handvoll) sollten künftig täglicher Bestandteil Ihrer Kost sein. Ihre Telleraufteilung sollte deshalb zumindest bei den Hauptmahlzeiten in etwa so aussehen:

50 Prozent Gemüse & Co: Salate, Gemüse, Pilze, Kräuter, Sprossen

25 Prozent Eiweiß: Linsen, Kichererbsen, Erbsen, Bohnen, Nüsse, Samen

12,5 Prozent Fett: Leinöl, Walnussöl, Hanföl, fetter Seefisch (Lachs, Hering, Makrele, Forelle)

12,5 Prozent Kohlenhydrate: Hirse, Quinoa, Amarant, Dinkel, Natur-Reis, Vollkornnudeln

RESERVIERT FÜR GRÜNES & GESUNDES

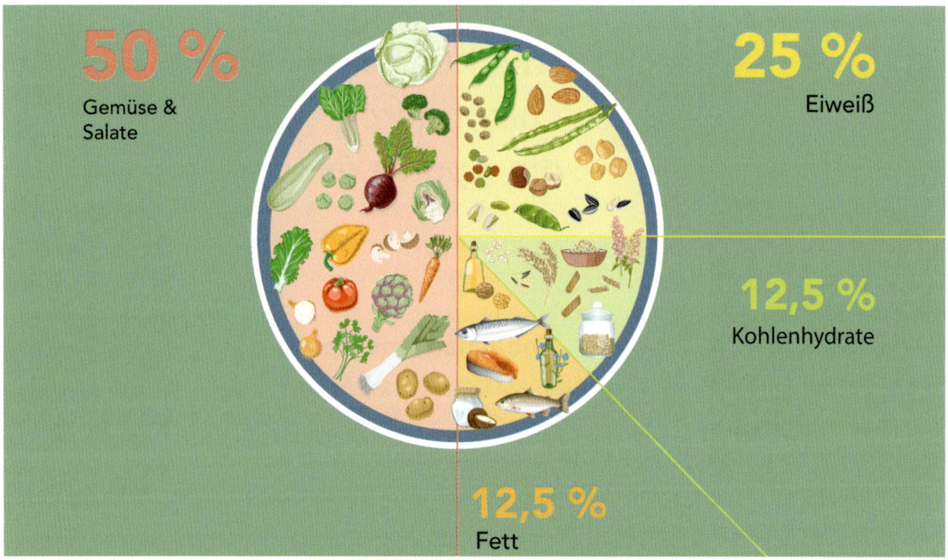

Wenn Sie diese Telleraufteilung verinnerlichen und schon beim Anrichten Ihrer Mahlzeiten im Kopf haben, steht dem gesunden Genuss nichts mehr im Wege.

Bioprodukte mit Schale essen

Um die wertvollen pflanzlichen Inhaltsstoffe aller Lebensmittel bestmöglich nutzen zu können, ist es wichtig, Obst und Gemüse mit Schale zu verzehren. Insbesondere die sekundären Pflanzenstoffe kommen direkt unter der Schale in deutlich höherer Konzentration vor als im Fruchtfleisch. Gut belegt ist dies für Äpfel: Ein einziger Apfel mit Schale enthält etwa die gleiche Menge des antioxidativen Flavonoids Quercetin wie 15 geschälte Äpfel. Kaufen Sie daher vor allem Äpfel, Möhren, Kartoffeln und Gurken in Bioqualität und essen Sie die Schale mit.

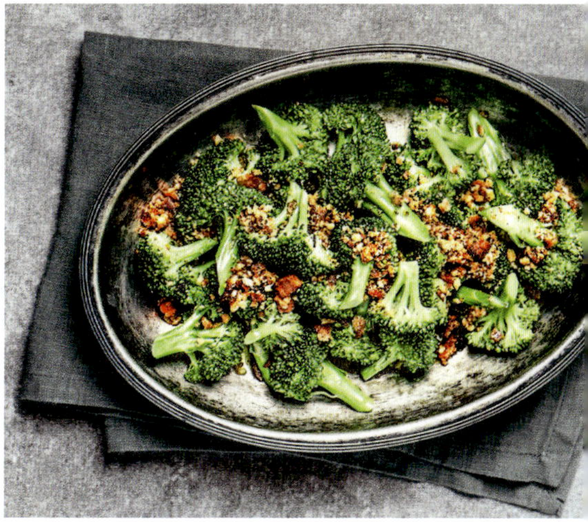

Schonend zubereiten: Gewöhnen Sie sich an, Gemüse so oft wie möglich nur zu dünsten.

Saisonal und regional einkaufen

Achten Sie außerdem darauf, möglichst saisonal und regional einzukaufen, um sicherzustellen, dass die Obst- und Gemüsesorten, die auf Ihrem Teller landen, keine unnötig langen Transportwege hinter sich haben. Sie sind dann frischer und enthalten deutlich mehr Vitamine und Mineralstoffe. Auf diese Weise profitieren Sie noch stärker von den positiven Effekten dieser Lebensmittel.

Gemüse dünsten

Gedünstet behält Gemüse einen Großteil seiner Nährstoffe und schmeckt auch besser. Am besten verwenden Sie einen Topf mit Dünsteinsatz (etwas Wasser mit Instant-Gemüsebrühe auf den Boden des Topfes geben, Dünsteinsatz hineinstellen, Gemüse in den Dünsteinsatz legen und Deckel aufsetzen). Alternativ können Sie auch einen Dampfgarer nutzen. Wichtig: Deckel drauf! Viele Vitamine sind wasserlöslich und gehen sonst über den Wasserdampf verloren.

FAUSTREGEL

Grundsätzlich gilt die Faustregel: Je stärker die Schmerzen und die Beschwerden sind, desto konsequenter sollte Sie gerade in der Anfangsphase Ihrer Ernährungsumstellung auf tierische Produkte verzichten. Sie werden umso schneller Erfolge spüren, je strikter Sie sich gerade in den ersten Wochen und Monaten an die neuen Ernährungsregeln halten.

RICHTIG TRINKEN BEI ARTHROSE

Wie der gesamte menschliche Körper bestehen Knorpel zu etwa 70 Prozent aus Wasser. Für das Knorpelgewebe ist eine ausreichende Versorgung mit Wasser daher essenziell. Zudem verbessert Wasser die Fließeigenschaft des Blutes, wodurch Nährstoffe besser zu den Gelenken befördert werden. Außerdem hilft Wasser, angesammelte Schadstoffe und entzündungsfördernde Toxine auszuleiten, und unterstützt somit die reibungslose Funktion des Gelenks.

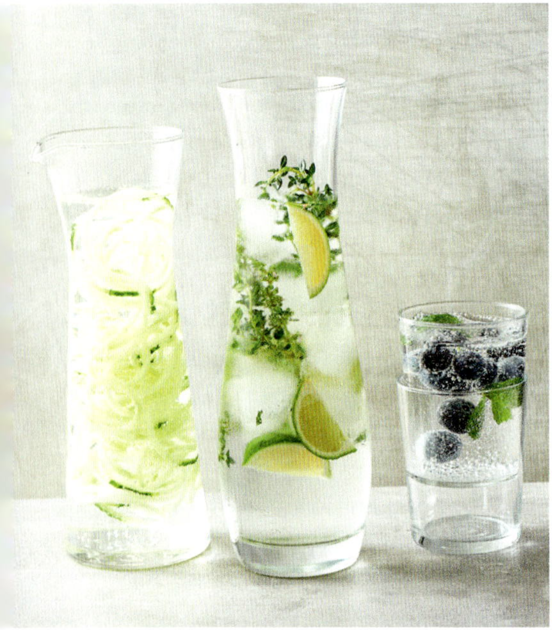

Wasser ist ein Lebenselixier: Für mehr Geschmack können Sie es mit Früchten & Kräutern aromatisieren.

Wie viel trinken?

Beginnen Sie den Tag am besten mit einem großen Glas heißem Zitronen-Ingwer-Wasser (**siehe Seite 103**), so kurbeln Sie direkt morgens den Stoffwechsel an und unterstützen den Körper bei wichtigen Ausscheidungsprozessen. Im Laufe des Tages sollten Sie insgesamt etwa 2–3 Liter trinken – am besten stilles Wasser.

Ideal ist es, die Trinkmenge gleichmäßig über den Tag zu verteilen, damit der Körper die Flüssigkeit optimal nutzen kann. Bei Sport und großer Hitze sollte die Menge erhöht werden. Empfehlenswert sind auch folgende Getränke, die ein wenig Abwechslung in Ihren Getränkeplan bringen:

Grüner Tee: Er enthält sogenannte Catechine, die eine besonders entzündungshemmende Wirkung entfalten. Catechine sind starke Antioxidanzien, die Vitamin C und Vitamin E in ihrer Wirkung deutlich übertreffen und in der Lage sind, Entzündungen in den Knorpelzellen zu hemmen. Zusätzlich hat grüner Tee antivirale und antibakterielle Effekte, die dazu beitragen, das Immunsystem zu stärken. Wenn Sie Arthrose-Schmerzen haben, trinken Sie über den Tag verteilt 2–4 Tassen japanischen Sencha-Grüntee. Am besten ist es, losen Tee in Bioqualität aufzubrühen. Da ein Teil der Wirkstoffe hitzeempfindlich ist, sollte der grüne Tee immer nur mit maximal 80° heißem Wasser übergossen werden. Lassen Sie ihn etwa 10 Minuten ziehen, damit sich seine therapeutischen Wirkstoffe optimal entfalten können. Etwas Zitronensaft fördert darüber hinaus die Aufnahme der Antioxidanzien im Darm.

Kräutertees: Auch 3–4 Tassen Kräutertee am Tag sind gut geeignete Durstlöscher bei Arthrose und Gelenkbeschwerden. Sie enthalten reichlich Mineralstoffe und haben eine basische Wirkung auf den Körper.

Empfehlenswerte Teesorten, die entgiftend wirken und die Säureausscheidung fördern, sind unter anderen:

- Basische Kräuterteemischungen
- Brennnesseltee
- Löwenzahntee
- Ackerschachtelhalmtee

Vorsicht bei diesen Getränken

Säfte, Saftschorlen, Softdrinks, Alkohol: Diese Getränke sollten Sie bei Arthrose meiden, da sie säurebildend wirken und Entzündungen im Körper fördern. Säfte und Softdrinks sind auch wegen ihres hohen Zuckeranteils problematisch für die Gesundheit. Cola enthält neben Zucker zudem hohe Mengen an Phosphaten, die dem Organismus Kalzium rauben und die Knochen schädigen. Auch Light-Getränke sind leider keine gesündere Alternative, da sie viele umstrittene künstliche Süßungsmittel enthalten.

Eine Studie hat gezeigt, dass Arthrose-Betroffene, die regelmäßig Säfte oder Saftschorlen tranken, deutlich stärkere Schmerzen in den Gelenken hatten als Patienten, die keine Säfte oder Saftschorlen tranken.

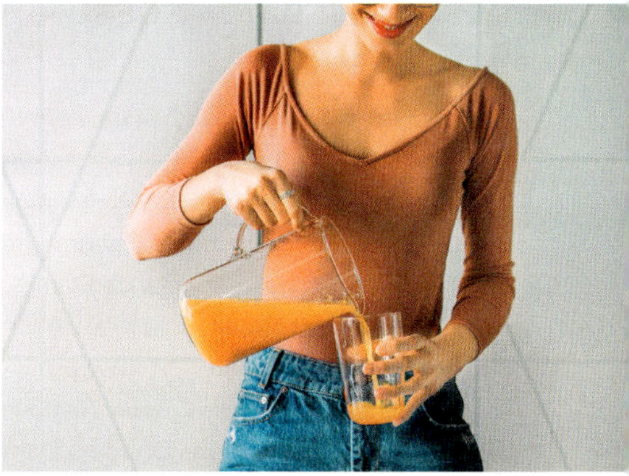

Mit Vorsicht zu genießen: Säfte sollten bei Arthrose nicht zu häufig ins Glas kommen.

Kaffee: Wenn überhaupt, dann sollten Sie Kaffee nur in kleinen Mengen, schwarz und ohne Milch trinken. So ist er auch morgens in der Intervallfastenphase (**siehe Seite 75**) erlaubt. Die positiven Eigenschaften von Kaffee sollen sich nämlich nur entfalten, wenn er pur getrunken wird. Fällt es Ihnen schwer, Kaffee ohne Milch zu trinken? Dann versuchen Sie mal Haferdrink anstelle von Kuhmilch. Er hat von Natur aus eine leichte Süße und in der sogenannten Barista-Version lässt er sich sogar wunderbar aufschäumen. Eine gute Alternative zu Zucker im Kaffee ist Stevia. Das rein pflanzliche Süßungsmittel erhalten Sie in jedem Drogeriemarkt. Probieren Sie verschieden Steviaprodukte aus, um herauszufinden, welches Ihnen am meisten zusagt. Oder Sie trinken statt Kaffee einfach immer mal wieder eine Tasse grünen Tee.

GESUNDER DARM? GESUNDE GELENKE!

Nachdem dem Darm lange Zeit eine eher untergeordnete Rolle im Körper zugeschrieben wurde, hat sich diese Sichtweise seit einigen Jahren grundlegend geändert. Es wird immer deutlicher, wie wichtig eine intakte Darmflora für die Gesundheit allgemein und auch für die Gelenkgesundheit ist.

Dies ist nicht verwunderlich, denn 70–80 Prozent unseres Immunsystems sitzen im Darm. Damit die Immunabwehr richtig funktioniert, muss das Mikrobiom (die Gesamtheit aller Darmbakterien) intakt sein. Nützliche und schädliche Darmbakterien müssen sich die Waage halten. Dabei spielt die Ernährung eine entscheidende Rolle. Denn je nach Lebensmittel werden entweder die nützlichen Darmbakterien (wie Laktobazillen und Bifidobakterien) »gefüttert«, und damit wird das Immunsystem gestärkt, oder die schädlichen Darmbakterien werden »gefüttert«, und damit wird die Entstehung verschiedener Erkrankungen und Entzündungen gefördert.

Ballaststoffreich essen

Dabei spielen Ballaststoffe eine wichtige Rolle. Laut einer Studie der Universität Erlangen-Nürnberg kann eine ausgewogene ballaststoffreiche Ernährung chronisch entzündliche Gelenkerkrankungen positiv beeinflussen, da sie entzündungshemmend wirkt und die Stabilität der Knochen verbessert. Auch eine intakte Darmschleimhaut ist wichtig, damit Fremdkörper (wie Allergene) nicht so leicht in den Organismus eindringen und mögliche Entzündungen auslösen können.

Ist das Mikrobiom nicht im Gleichgewicht oder in seiner Funktion beeinträchtigt, kommen wichtige Entzündungshemmer, Bau- und Nährstoffe für die Knorpelgesundheit nicht am Ort ihrer Bestimmung an. Bildlich gesprochen verhungern die Gelenke dann vor vollen Tellern und haben keine Chance mehr, voll zu regenerieren.

Ziel ist es, Darmschleimhaut und -flora durch eine gesunde ballaststoffreiche Ernährung so zu stärken, dass das Immunsystem funktioniert und die Gelenke optimal geschützt sowie mit Nährstoffen ausreichend versorgt sind.

ERHÖHUNG DER ZUFUHR

Die Umstellung von einer ballaststoffarmen auf eine ballaststoffreiche Ernährung sollte stufenweise erfolgen. Der Darm muss langsam an die höhere Menge Ballaststoffe gewöhnt werden, da es sonst zu Verdauungsbeschwerden wie Blähungen und Völlegefühl kommen kann. Außerdem ist es wichtig, ausreichend Wasser zu trinken, damit die Ballaststoffe im Darm gut quellen können.

WAS SIND BALLASTSTOFFE?

Unter Ballaststoffen versteht man für Menschen unverdauliche Pflanzenfasern. Sie passieren den Magen überwiegend unbeschadet und gelangen unverdaut in den Dickdarm, wo sie durch Bakterien zersetzt werden. Sie fördern die Darmbewegung, erhöhen das Stuhlvolumen und erleichtern die Darmentleerung. Sie binden außerdem Giftstoffe und Schwermetalle und reinigen den Darm. Und sie dienen den nützlichen Darmbakterien als Nahrung. Auf diese Weise werden das Mikrobiom – und damit unser Immunsystem und die Gelenke – nachhaltig gestärkt.

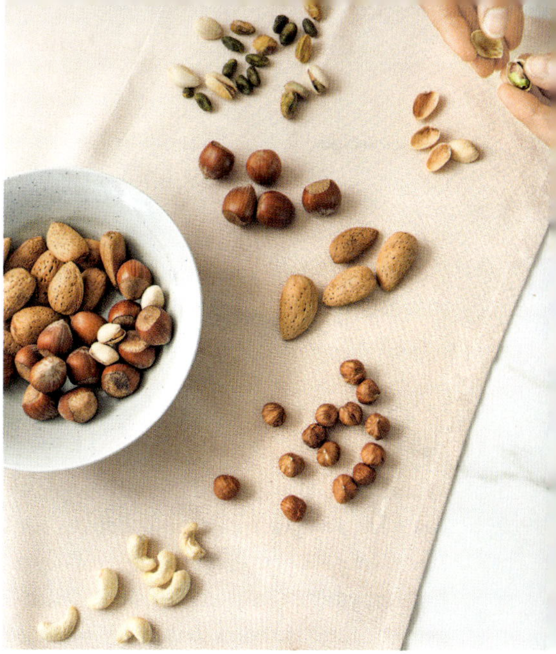

Gesundes Topping: Nüsse sind gute Ballaststoffquellen, aber auch kleine Kalorienbomben.

NATÜRLICHE VERDAUUNGSHELFER

Es wird unterschieden zwischen löslichen und unlöslichen Ballaststoffen: Unlösliche Ballaststoffe quellen auf, erhöhen so das Stuhlvolumen, fördern die Verdauung und beugen damit Verstopfungen vor. Sie kommen vor allem in Getreide und Hülsenfrüchten vor. Lösliche Ballaststoffe vergrößern ebenfalls das Stuhlvolumen und dienen den nützlichen Darmbakterien als Nahrung. Sie kommen vor allem in Obst, Gemüse und Hülsenfrüchten vor und werden auch als Präbiotika bezeichnet.

Neben den Präbiotika gibt es Probiotika: Das sind lebende Mikroorganismen in bestimmten Lebensmitteln, die über die Nahrung in den Darm gelangen und dort den Aufbau einer gesunden Darmflora fördern. Buttermilch, Naturjoghurt oder Sauerkraut gehören zu den Probiotika. Sie erhalten Probiotika auch in Kapselform in Apotheken und Reformhäusern. Besonders viele Ballaststoffe enthalten Getreideprodukte wie Haferflocken und Vollkornbrot, Kleie, Hülsenfrüchte, Nüsse und Samen (insbesondere Leinsamen, Flohsamenschalen und Chia-Samen), Artischocken, Chicorée, Knoblauch, Zwiebeln, Spargel, Lauch, Pastinaken, Topinambur, Möhren, Endiviensalat, Pilze, Beeren, Äpfel und Birnen. Häufig verzehrte Lebensmittel wie Weißbrot, Toast oder Brötchen aus hellem Weizenmehl enthalten hingegen kaum Ballaststoffe.

Mindestens 30 g Ballaststoffe sollten jeder pro Tag verzehren – gerne auch mehr. Das entspricht etwa 4 Kartoffeln oder 3 Scheiben Vollkornbrot.

WAS SCHADET DEM DARM?

Stress, Hektik, unregelmäßige Darmentleerungen und zu wenig Bewegung schaden der Darmflora. Aber auch die falschen Ernährungsgewohnheiten können unseren Darm in Bedrängnis bringen.

EINFACHE KOHLENHYDRATE

Vermeiden Sie weißen Haushaltszucker und essen Sie weniger Weißmehlprodukte. Eine einseitige Ernährung mit vielen einfachen Kohlenhydraten stört das sensible Gleichgewicht von Bakterien und Pilzen im Darm. So verdrängt ein Übermaß an raffiniertem Zucker nützliche Darmbakterien und fördert die Entstehung von schlechten Hefepilzen.

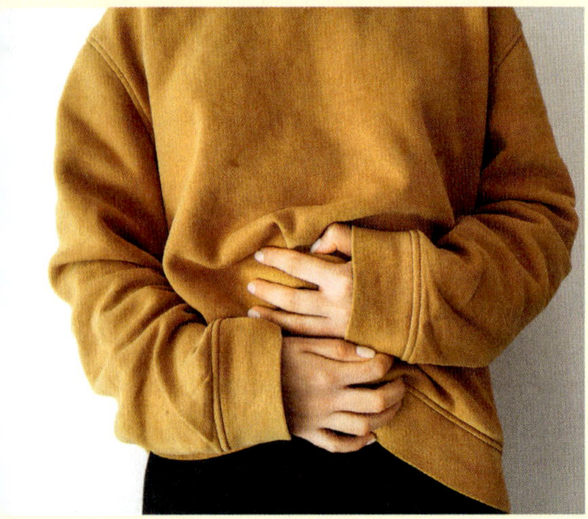

Gesunde Mitte: Unser Darm beeinflusst viele Vorgänge im Körper. Pflegen Sie ihn gut!

Essen sie daher vermehrt Vollkornprodukte und süßen Sie mit alternativen Süßungsmitteln wie Stevia oder Kokosblütenzucker. Der Mangel an Ballaststoffen in unserer Ernährung schwächt die Darmflora. Chronische Entzündungen werden angefacht und verschlimmern sich.

TIERISCHE PRODUKTE

Ein Übermaß an tierischen Lebensmitteln sollte vermieden werden. Die gesättigten Fettsäuren in tierischen Lebensmitteln haben einen negativen Einfluss auf die Vielfalt der Darmflora, da sie die Vermehrung schlechter Darmbakterien fördern.

INDUSTRIELL VERARBEITETE LEBENSMITTEL

Fertigprodukte und generell stark verarbeitete Lebensmittel reizen den Darm und können mit ihren zahlreichen Zusatzstoffen die empfindliche Darmflora irritieren und nachhaltig aus dem Gleichgewicht bringen.
Zudem enthalten Sie nur wenige Nährstoffe und tragen somit kaum zu einer gesunden gelenkfreundlichen Ernährung bei.

WAS NÜTZT DEM DARM?

Eine abwechslungsreiche Ernährung stärkt das Mikrobiom, fördert die Verdauung und hat eine entzündungshemmende Wirkung auf den Körper. Mit den richtigen Ernährungsgewohnheiten pflegen Sie Ihren Darm optimal.

BALLASTSTOFFE

Eine ballaststoffreiche Ernährung mit vielen verschiedenen Obst- und Gemüsesorten, Hülsenfrüchten und Vollkorngetreide stärkt das Mikrobiom, fördert die Verdauung und hat eine entzündungshemmende Wirkung auf den Körper. Achten Sie deshalb täglich auf eine ausreichende Ballaststoffzufuhr (**siehe Seite 62**).

BITTERSTOFFE

Bitterstoffe fördern eine gesunde Verdauung. Sie regen die Produktion der Verdauungssäfte an und unterstützen aktiv die Darmtätigkeit. Außerdem unterstützen sie die Entgiftung des Körpers. Daher gerne öfter mal zugreifen bei Petersilie, Basilikum, Rosmarin oder Thymian, Zitrusfrüchten, Chicorée, Artischocke, Kohl, Endiviensalat, Rucola oder Gewürzen wie Ingwer und Kurkuma.

RESISTENTE STÄRKE

Kartoffeln enthalten Stärke. Durch das Kochen und Abkühlen der Kartoffeln wandelt sich diese zu resistenter Stärke. Resistente Stärke zählt zu den Ballaststoffen und dient den nützlichen Darmbakterien als Futter. Positiver Nebeneffekt: Bei abgekühlten Kartoffeln reduziert sich der Kohlenhydratgehalt. Essen Sie daher öfter gekochte und abgekühlte Kartoffeln, Reis oder Nudeln – zum Beispiel als Zutat in einem Salat. Die resistente Stärke bleibt übrigens auch erhalten, wenn kalte Kartoffeln, Reis oder Nudeln noch einmal aufgewärmt werden.

FERMENTIERTE LEBENSMITTEL

Fermentierte Lebensmittel wie Naturjoghurt, Sauerkraut, Miso, Kimchi oder Tempeh sind mithilfe von Enzymen, Bakterien oder Hefepilzen länger haltbar gemacht worden. Durch den Gärungsprozess entstehen wertvolle Bakterienstämme wie Milchsäurebakterien, die die Darmflora und das Immunsystem nachhaltig stärken.

UND AUSSERDEM …

Auch ausreichend trinken, Entspannung, in Ruhe eingenommene Mahlzeiten und regelmäßige Darmentleerungen fördern eine gesunde Darmflora. Wichtg ist zudem auch für den Darm regelmäßige Bewegung.

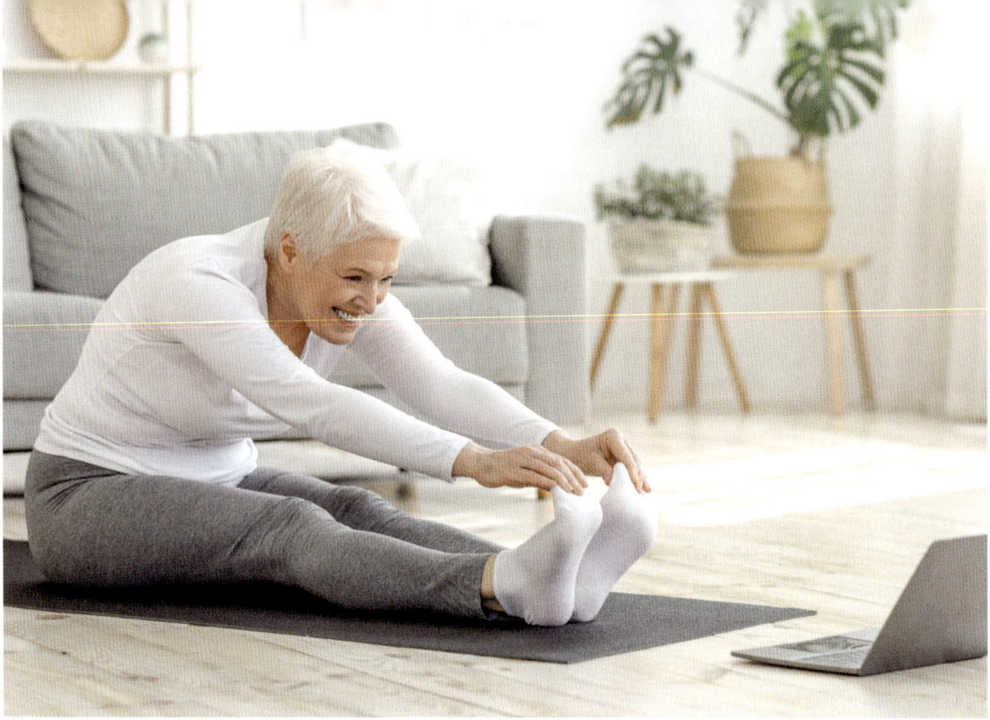

WOCHE 2: BEWEGEN BRINGT SEGEN

Ausreichend Bewegung ist während einer Arthrose-Therapie essenziell. Denn nur so werden die Gelenke mit Nährstoffen versorgt und nur so wird Gelenkflüssigkeit produziert, die das Gelenk schmiert und die Knochen bei Bewegung schützt. Doch leider ist es meist genau die Bewegung, die fehlt. Aufgrund von Schmerzen im Gelenk verfallen Betroffene häufig in eine Art Schonhaltung, bewegen sich nur noch wenig, wodurch sich der Zustand des Gelenks aber weiter verschlechtert. Es wird also Zeit, aktiv zu werden, um Muskeln aufzubauen, die Gelenke zu stützen, Schmerzen zu reduzieren und um die Nährstoffversorgung der Gelenke sowie die allgemeine Beweglichkeit wieder zu verbessern. Das mag anfangs ein wenig Überwindung kosten, aber es lohnt sich!

WARUM BEWEGUNG SO WICHTIG IST

Damit unsere Gelenke im wahrsten Sinne des Wortes reibungslos funktionieren, ist es unumgänglich, dass wir uns ausreichend und regelmäßig bewegen. Bewegung sorgt dafür, dass der Knorpelstoffwechsel im Gelenk funktioniert und Nährstoffe an die richtige Stelle transportiert werden. Entzündungsprozesse werden gehemmt, Knochen und Muskeln gestärkt und das Risiko für gesundheitsschädliches Übergewicht sinkt.

Wer rastet, der rostet

Menschen mit akuten Arthrose-Schmerzen sind häufig der Ansicht, dass Bewegung ihnen schaden würde oder einfach nicht mehr möglich ist. Andere nehmen unbewusst eine Schonhaltung ein. Wegen der anhaltenden Schmerzen wird das betroffene Gelenk oder der Körperteil immer weniger belastet. Dies ist jedoch genau die falsche Strategie, da bei körperlicher Inaktivität keine Gelenkflüssigkeit produziert wird, die Nährstoffversorgung des Knorpels gestört ist und somit keine Regeneration des Gelenks stattfinden kann.

Zudem wird das betroffene Gelenk durch die Schonhaltung noch unbeweglicher, weil umliegende Muskeln und Faszien bei Inaktivität verhärten und verkümmern. Denn was der Körper nicht braucht, baut er ab. Auch das Risiko für Übergewicht steigt. All dies verstärkt die Schmerzen im Gelenk und führt im schlimmsten Fall zu noch mehr Stillstand.

DAS ANTI-ARTHROSE-BEWEGUNGSPROGRAMM

Bewährt hat sich für eine erfolgreiche Bewegungstherapie bei Arthrose eine Mischung aus folgenden Elementen:

- Mehr Bewegung im Alltag
- Ausdauersport
- Gezielter Muskelaufbau
- Förderung der Beweglichkeit
- Ausreichend Entspannung

Bewegung im Alltag steigern

Machen Sie zunächst eine Bestandsaufnahme und beobachten Sie ein paar Tage, wie und wie viel Sie sich pro Tag bewegen. Viele Handys haben einen Schrittzähler. Tragen Sie Ihr Handy einige Tage von morgens bis abends am Körper und schauen Sie, wie viele Schritte Sie gemacht haben. Etwa 10000 Schritte pro Tag sollten es im Idealfall sein. Ohne gezielte Bewegung erreichen Sie wahrscheinlich nicht mehr als 5000 Schritte. Es ist also wichtig, dass Sie bewusst aktiv werden. Fahren Sie zum Beispiel mit dem Rad zur Arbeit anstatt mit der U-Bahn, steigen Sie eine Station früher aus der U-Bahn aus und laufen Sie die Reststrecke zu Fuß, vermeiden Sie Rolltreppen und Aufzüge und steigen Sie Treppen, wo immer es geht. Versuchen Sie grundsätzlich, möglichst viele Wege zu Fuß oder mit dem Fahrrad zu erledigen. Wenn Sie beruflich eine sitzende Tätigkeit ausüben, gewöhnen Sie sich an, alle 30 Minuten aufzustehen und sich kurz zu bewegen.

FÜNF GRÜNDE FÜR MEHR BEWEGUNG

- Inaktivität fördert den Knochenabbau – sportliche Belastung stabilisiert die Knochen.
- Muskeln werden durch Bewegung gestärkt und geben dem Gelenk zusätzlichen Halt.
- Durch Bewegung wird Gelenkflüssigkeit produziert und die Knorpel werden mit Nährstoffen versorgt.
- Bewegung verhindert Übergewicht oder hilft, dieses abzubauen.
- Studien zeigen, dass Bewegung das Voranschreiten einer bestehenden Arthrose verlangsamen kann und dass Ausdauertraining Arthrose-Schmerzen lindert.

Ausdauer stärken

Neben der Bewegung im Alltag werden von Experten etwa 150 Minuten gezieltes Ausdauertraining pro Woche empfohlen. Das sind etwa 20 Minuten am Tag oder fünfmal pro Woche 30 Minuten. Ausdauertraining verbessert die Nährstoffversorgung von Knochen, Knorpel, Muskulatur, Sehnen und Bändern, reduziert Stress, schützt vor depressiven Verstimmungen, stärkt das Immunsystem und fördert ein starkes Herz-Kreislauf-System. Für Arthrose-Betroffene ist die verbesserte Nährstoffversorgung des Knorpels besonders wichtig, da dadurch die Schmerzen abnehmen und die Beweglichkeit sich erhöht. So kann die Lebensqualität bedeutend verbessert werden. Suchen Sie sich eine Ausdauersportart, die Ihnen Freude bereitet wie Schwimmen, Walken, Fahrradfahren, schnelles Spazierengehen. Planen Sie diese regelmäßig als festen Termin in Ihren Alltag ein. Positiver Nebeneffekt: Bewegung im Freien fördert in den Sommermonaten die Bildung von Vitamin D, das Ihr Körper zur Stärkung des Immunsystems braucht.

SPEZIALFALL: JOGGEN

Lange galt Joggen als ungeeignete Sportart bei Arthrose. Diese Ansicht ist überholt, denn inzwischen heißt die Devise, dass jede Sportart besser ist als Nichtstun. Sie sollten aber eine gewisse Grundfitness haben, um mit dem Joggen zu beginnen. Außerdem sollten Sie, wenn Sie ungeübt sind, langsam anfangen und sich dann nach und nach steigern. Zum Beispiel so:

- **Woche 1:** 2 Min. laufen, 2 Min. gehen – 8-mal hintereinander (2–3 Einheiten pro Woche)
- **Woche 2:** 3 Min. laufen, 2 Min. gehen – 5-mal hintereinander (2–3 Einheiten pro Woche)
- **Woche 3 + 4:** 3 Min. laufen, 1 Min. gehen – 4-mal hintereinander (2–3 Einheiten pro Woche)
- **Woche 5:** 4 Min. laufen, 1 Min. gehen – 4-mal hintereinander (ab jetzt 3 Einheiten pro Woche)

Als Faustregel können Sie sich merken: Den Laufumfang pro Woche um maximal 10 Prozent erhöhen und am besten kleine Schritte machen, das schont die Gelenke.
Nach acht Wochen können Sie eine längere Strecke am Stück joggen, ohne Gehpausen einzulegen. Denken Sie daran, sich vor und nach dem Joggen zu dehnen. Bei Gelenkfehlstellungen wie X-Beinen kann es beim Joggen zu Fehlbelastungen kommen. Daher kann es empfehlenswert sein, im Vorfeld mit einem Orthopäden zu klären, welche Ausdauersportart für Sie am besten geeignet ist.

Beweglichkeit fördern

Beweglichkeit oder auch Gelenkigkeit hilft Ihnen, allen Anforderungen des Alltags gerecht zu werden. Durch gezieltes Training können Sie Ihre Beweglichkeit steigern oder diese lange erhalten. Dadurch wird Ihnen gerade im höheren Alter der Alltag bedeutend leichter fallen. Zudem wirkt sich eine gute körperliche Fitness auch positiv auf die geistige Fitness aus. Um Ihre Beweglichkeit zu verbessern, suchen Sie sich eine sportliche Betätigung, die den ganzen Körper dehnt und kräftigt, wie Yoga oder Pilates. Ihre Muskeln, Sehnen und Bänder profitieren davon und der Gelenkknorpel wird optimal ernährt.
Auch Wassergymnastik ist gut geeignet – vor allem bei Übergewicht, da die Gelenke im Wasser entlastet werden und nicht das volle Gewicht auf ihnen lastet. Schauen Sie sich bei einem lokalen Sportverein nach Kursen um. Wenn Sie Yoga erst einmal unverbindlich ausprobieren, bieten sich auch kostenlose Kurse im Internet an, die zum Teil sehr professionell gemacht sind.

Muskulatur aufbauen und Schonhaltung vermeiden

Durch Bewegung und gezieltes Krafttraining werden die Gelenke entlastet und gleichzeitig stabilisiert, da sie von der umliegenden Muskulatur geschützt und gestärkt werden. Zusätzlich verbrennen Muskeln auch im Ruhezustand Kalorien und fördern daher effektiv die Gewichtsreduktion. Es lohnt sich daher, in den Aufbau der Muskulatur zu investieren. Denn vor allem durch Bewegung werden Beschwerden gelindert und die Regeneration wird gefördert. In diesem Zusammenhang ist es wichtig zu wissen, dass ein Großteil der Schmerzen nicht im betroffenen Gelenk selbst entsteht, sondern im umliegenden Gewebe. Häufig sind durch die Schonhaltung die umliegenden Muskeln verkürzt oder verkümmert, was zu Schmerzen führt. Wird das Gelenk jedoch durch trainierte Muskeln entlastet, verringern sich auch entzündliche Prozesse und der Knorpelabbau wird aufgehalten. Auch der Einbau eines künstlichen Gelenks kann so zumindest aufgeschoben werden. Ein weiterer positiver Effekt einer gut trainierten Muskulatur ist eine bessere Körperhaltung sowie eine höhere Knochendichte, wodurch das Osteoporose-Risiko gemindert wird. Um Ihre Muskulatur zu kräftigen, können Sie im Fitnessstudio an Geräten trainieren oder auch zu Hause mit Gewichten oder gezielten Kräftigungsübungen. Lassen Sie sich am besten einen individuellen Trainingsplan erstellen und gerade zu Anfang professionell begleiten. Gute Kräftigungsübungen für zu Hause sind:

- Kniebeugen
- Sit-ups
- Klimmzüge
- Wandsitzen
- Liegestütz
- Unterarmstütz (Planke)

Auch dafür finden Sie viel Inspiration im Internet. Planen Sie dreimal pro Woche Zeit für Kräftigungsübungen ein. Zwei Durchgänge jeder Übung mit jeweils 10–15 Wiederholungen sind ideal. Oder Sie machen eine Übung so oft, bis Sie die letzte Wiederholung nicht mehr schaffen. Die Anstrengung ist wichtig als Wachstumsreiz für den Muskel. Sie werden sehen, dass Sie von Woche zu Woche mehr Kraft bekommen und mehr Wiederholungen schaffen. Notieren Sie Ihre Trainingserfolge in einem Monatsplan (Datum, Übung, Anzahl der Wiederholungen) – so sehen Sie Fortschritte und bleiben motiviert.

MUSKELN FIT HALTEN

Wenn wir körperlich nicht aktiv bleiben, baut sich die Muskulatur zwischen dem 30. und 80. Lebensjahr um etwa 40 Prozent ab. Und das mit weitreichenden Folgen: Die körperliche Kraft und sämtliche Körperfunktionen lassen nach, die Leistungsfähigkeit sinkt und gleichzeitig steigt das Risiko, dass sich degenerative Erkrankungen wie Arthrose entwickeln.

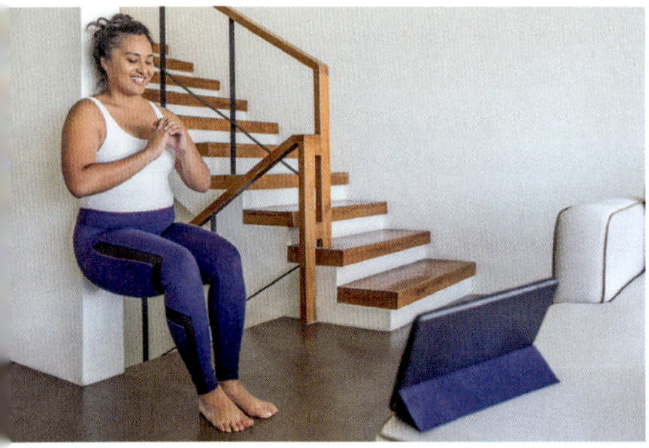

So viel Zeit muss sein: Der Wandsitz trainiert in nur wenigen Minuten die Bein- und Gesäßmuskulatur.

Auf Entspannung setzen

Zusätzlich zu Ihrem Sportprogramm sollten Sie auf ausreichend Entspannung setzen und vielleicht sogar eine neue Entspannungstechnik erlernen. Denn auch Stress wirkt entzündungsfördernd, hat dadurch eine negative Wirkung auf die Gelenke und ist an einer Vielzahl von weiteren Erkrankungen beteiligt. Probieren Sie beispielsweise einmal das Meditieren aus – in vielen Online-Yoga-Kursen werden auch erste Einblicke in Meditationstechniken gelehrt und kurze Meditationen angeleitet. Wenn Sie daran Gefallen finden, können Sie selbst weiter üben. Auch autogenes Training oder progressive Muskelrelaxation helfen nachweislich, die Schmerzempfindlichkeit zu senken. Einmal gelernt, können Sie diese Entspannungstechniken fast überall anwenden, ob zu Hause, im Büro oder in der Bahn. Aber auch ein Bad nach einem anstrengenden Tag oder ein stiller Waldspaziergang können helfen zu entspannen. Probieren Sie einfach Verschiedenes aus und schauen Sie, was Ihnen guttut.

Fazit

Die Wirkung der antientzündlichen Ernährung kann sich nur in vollem Umfang entfalten, wenn Sie von jetzt an auch regelmäßig Bewegung in Ihrem Alltag verankern. Nur dann kommen die aufgenommenen Nährstoffe im Gelenk an. Nur durch Bewegung wird Gelenkflüssigkeit produziert und verteilt und nur durch Bewegung werden Knorpel mit Nährstoffen versorgt. Übergewicht wird vermieden oder abgebaut und der gesamte Stützapparat aus Knochen, Muskeln, Sehnen und Bändern wird gestärkt. Planen Sie daher konkret, wie Sie künftig Bewegung in Ihren Alltag einbauen wollen. Feste Termine helfen und schaffen Verbindlichkeit. Kleben Sie zum Beispiel fünf kleine Zettel von innen an die Haustür – auf jeden schreiben Sie eine sportliche Betätigung (Joggen, Yoga, Schwimmen …). Jedes Mal, wenn Sie etwas erledigt haben, dürfen Sie den entsprechenden Zettel wegschmeißen. Am Ende jeder Woche sollen alle Zettelchen verschwunden sein. Wenn Sie sich allein schlecht motivieren können, suchen Sie sich einen Sportpartner, mit dem Sie sich regelmäßig verabreden, oder schließen Sie sich einer Laufgruppe oder einem festen Kurs an. Sie werden sehen: Es wird von Mal zu Mal leichter, durchzustarten.

KOCHZEIT IST SPORTZEIT

Während Ihre Beilage auf dem Herd köchelt oder Ihr Ofengemüse im Ofen röstet, haben Sie hin und wieder 10–20 Minuten Zeit. Diese Zeit sollten Sie von nun an immer für eine kleine Sporteinheit nutzen. Machen Sie schnell ein paar Sit-ups, Kniebeugen, Liegestütze, den Wandsitz oder Unterarmstütz (Planke). Sie werden danach mit einem leckeren Essen belohnt. Im Rezeptteil ab **Seite 93** finden Sie bei allen Rezepten, die sich dafür anbieten, dieses Zeichen:

SPORTSYMBOL BEI REZEPTEN

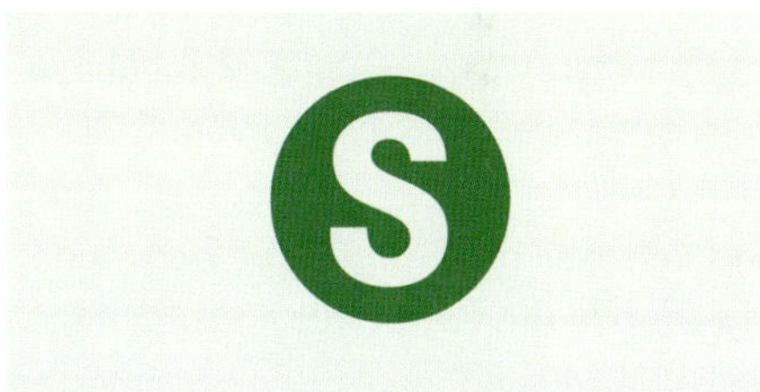

Carpe diem: Wenn Sie im Rezeptteil dieses Zeichen sehen, gibt es ein Zeitfenster für Sport.

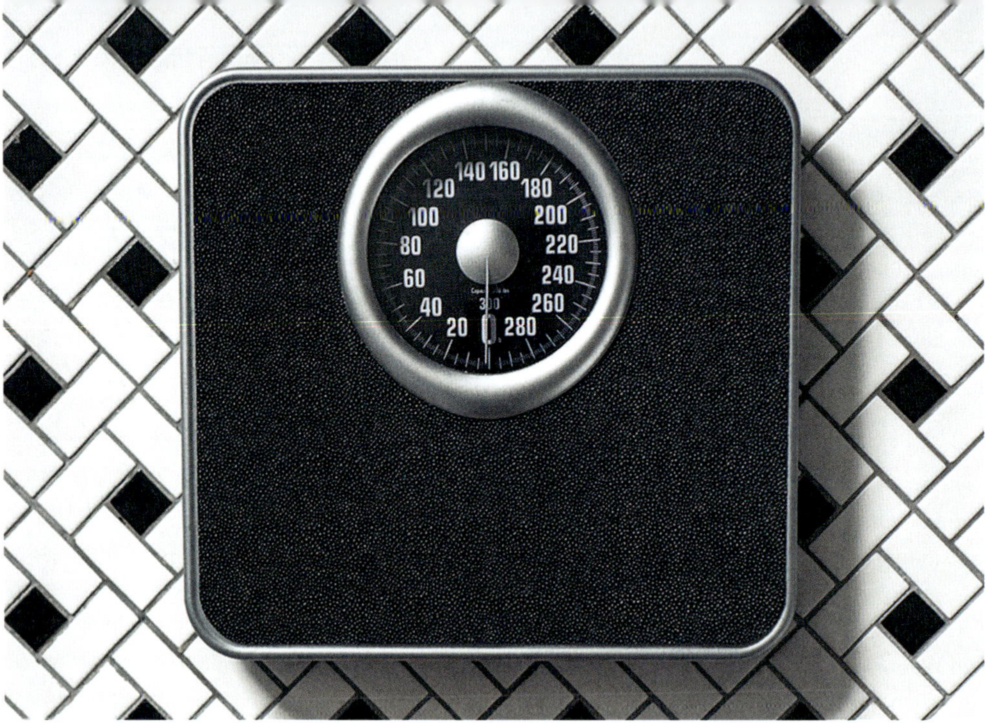

WOCHE 3: GEWICHTSMANAGEMENT

Wer unter Übergewicht leidet, muss für eine erfolgreiche Arthrose-Therapie abnehmen. Zum einen, weil die Gelenke vom Druck der Extrakilos entlastet werden müssen. Zum anderen, weil das Fettgewebe permanent Botenstoffe produziert, die entzündungsfördernd wirken und die Arthrose-Schmerzen sowie die Knorpelzerstörung auf diese Weise zusätzlich verschlimmern. Um die Pfunde purzeln zu lassen, ernähren Sie sich am besten vorwiegend pflanzlich, reduzieren Kohlenhydrate, besonders am Abend, und legen bewusste Esspausen ein. Versuchen Sie, nicht mehr als drei Mahlzeiten am Tag zu essen, und planen Sie mehrere Intervallfastentage pro Woche ein. Gedulden Sie sich zwei bis drei Monate, bis sich Effekte zeigen, die dann aber auch dauerhaft anhalten.

ÜBERGEWICHT SCHADET DEN GELENKEN

Neben der Umstellung der Ernährung und der Bewegung ist auch der Abbau von Übergewicht ein wichtiger Faktor, um Arthrose-Beschwerden in den Griff zu bekommen. Denn Übergewicht drückt auf die Gelenke und ist eine starke mechanische Belastung – mit negativen Folgen für Knorpel und Gelenk. Menschen mit Übergewicht erkranken entsprechend häufiger an Arthrose als Menschen mit Normalgewicht. Zwei Drittel der Kniegelenkersatz-Operationen und ein Viertel der Hüftgelenkersatz-Operationen werden auf Übergewicht zurückgeführt. Und in der Tat lassen die Schmerzen einer Hüft- oder Knie-Arthrose bei einer Gewichtsreduktion der Betroffenen meist deutlich nach.
So gehen die Schmerzen bei Knie-Arthrose-Patienten laut einer Studie bereits nach drei Monaten zurück, wenn sie ihr Körpergewicht reduzierten. Neuere Untersuchungen zeigen jedoch, dass die Erklärung der mechanischen Belastung der Gelenke zu kurz greift.

Bauchfett fördert Entzündungen

Daneben scheint es vor allem die mit einer Gewichtsabnahme verbundene Verringerung des Fettgewebes zu sein, die sich positiv auf Beschwerden auswirkt. Denn Fettgewebe – und insbesondere Bauchfett (sogenanntes viszerales Fett) – produziert permanent entzündungsfördernde Hormone (Adipozytokine). Über den Stoffwechsel verteilen sich diese im ganzen Körper, verursachen dort niedriggradige Entzündungen oder fachen diese an und schädigen so auch das Knorpelgewebe. Aus diesen Gründen lohnt es sich, auch bei Arthrose-Formen, die keine tragenden Gelenke wie Hüfte oder Knie betreffen, Gewicht abzubauen, um die Zahl der Fettzellen zu verringern und so gelenkfeindliche Entzündungsreaktionen im Körper zu reduzieren. Zudem geht Übergewicht häufig einher mit Bewegungsmangel. Auch das fördert den Knorpelverschleiß: Denn ein nicht bewegtes Gelenk produziert zu wenig Gelenkflüssigkeit, wird nicht ausreichend mit Nährstoffen versorgt und der Knorpel wird dadurch spröde.

BAUCHFETT MESSEN

Bauchfett lässt sich besser in Zentimeter als in Kilos messen. Der Bauchumfang sollte bei Frauen unter 80 cm liegen und bei Männern unter 94 cm – darüber steigt das Risiko für verschiedene Erkrankungen deutlich an. So messen Sie richtig:

- Messen Sie mit einem Maßband vor dem Frühstück und nach dem morgendlichen Gang zu Toilette.
- Stellen Sie sich gerade hin, atmen Sie aus und messen Sie auf Höhe Ihres Bauchnabels (hier ist der Bauchumfang am größten).
- Messen Sie den Bauchumfang am besten alle ein bis zwei Wochen.

5 TIPPS ZUR GEWICHTSREDUKTION

Es gibt viele Gründe, die dafür sprechen, ein paar Kilos abzunehmen, wenn die Waage zu viel zeigt. Um das Wunschgewicht zu erreichen und auch zu halten, ist es empfehlenswert, verschiedene Abnehmmethoden zu kombinieren. Hier ein paar hilfreiche Tricks für den Einstieg.

KOHLENHYDRATE REDUZIEREN

Eine gute Abnehmstrategie ist es, abends Kohlenhydrate in Form von Nudeln, weißem Reis, Kartoffeln und Brot komplett wegzulassen. Essen Sie stattdessen zum Beispiel eine bunte Gemüsesuppe (**siehe Seite 127**). Durch den abendlichen Verzicht auf Kohlenhydrate wird der Fettstoffwechsel angekurbelt und die Pfunde purzeln.

AUSREICHEND EIWEISS

Eiweiß macht lange satt und unterstützt so die Gewichtsreduktion. Nach einer eiweißreichen Mahlzeit fällt es Ihnen leichter, längere Esspausen zu überstehen, und sogar die Lust auf Süßes geht zurück. Arthrose-Patienten sollten vorzugsweise pflanzliches Eiweiß in Form von Nüssen und Hülsenfrüchten zu sich nehmen. Beispielsweise kann das morgendliche Obstfrühstück gut mit ein paar Nüssen angereichert werden. Oder wählen Sie einen Quark mit Beeren zum Frühstück (Quark enthält mehr Eiweiß als Joghurt). Probieren Sie zum Beispiel den Omega-3-Quark mit Erdbeeren **von Seite 99.**

ERST EINMAL EIN GLAS WASSER

Haben Sie immer noch Hunger? Oft deuten wir unsere körpereigenen Signale falsch und verwechseln Hunger mit Durst oder mit Langeweile. Trinken Sie bei den ersten Anzeichen von Hunger erst mal ein großes Glas Wasser, das füllt den Magen und vertreibt den Hunger. Auch eine Tasse Pfefferminztee oder Zähneputzen heffen manchmal, das Hungergefühl zu reduzieren.

TREIBEN SIE SPORT

Durch Sport bauen Sie Muskelmasse auf und Muskeln verbrennen Fett auch im Ruhezustand. Welche Sportarten geeignet sind, lesen Sie ab **Seite 66.**

SCHLAFEN SIE AUSREICHEND

Studien zeigen, dass Menschen, die nicht ausreichend schlafen, zu Übergewicht neigen. Zu wenig Schlaf schwächt das Immunsystem und beeinflusst unser Essverhalten. Wir essen mehr und haben größeren Appetit auf ungesündere Lebensmittel. Sieben bis acht Stunden Schlaf pro Nacht sollten es schon sein.

ERFOLGREICH GEWICHT ABBAUEN

Sie werden langfristig Gewicht reduzieren, wenn Sie mehr Energie verbrauchen, als Sie aufnehmen. Auch Bewegung ist wichtig, aber der entscheidende Faktor ist, dass Sie die Kalorienzufuhr reduzieren.

Abnehmen mit pflanzlicher Kost

Eine langfristige erfolgreiche Gewichtsabnahme erreichen Sie am besten, wenn Sie Ihre Ernährung auf eine vorwiegend pflanzenbasierte Kost umstellen. Um die Entzündungen im Körper und damit die Arthrose nachhaltig zu bekämpfen, sollte die Ernährung darüber hinaus alle notwendigen entzündungshemmenden Nährstoffe liefern, die die Knorpel für die Regeneration benötigen (**siehe Seite 81**). Dies klappt sehr gut mit der in diesem Buch beschriebenen Anti-Arthrose-Ernährung. Die Rezepte, die Sie ab **Seite 93** finden, versorgen den Körper mit reichlich Gemüse, Salaten und Obst und liefern viele Vitamine, Mineralstoffe, sekundäre Pflanzenstoffe und Antioxidanzien. Daneben liefern sie dem Körper viele gute Fette, hochwertiges pflanzliches Eiweiß und reichlich Ballaststoffe. Im Gegenzug fallen viele klassische Dickmacher weg: Sie nehmen deutlich weniger leere Kohlenhydrate in Form von Teig- und Getreideprodukten zu sich, weniger tierische Lebensmittel, weniger Fertiggerichte und weniger Süßigkeiten. Dies erleichtert das Abnehmen automatisch und führt langfristig zum Erfolg.

Maximal drei Mahlzeiten

Wenn Sie Gewicht reduzieren möchten, hilft es zusätzlich, bewusste Esspausen in den Alltag einzubauen beziehungsweise die Abstände zwischen den Mahlzeiten zu verlängern. Gewöhnen Sie sich an, nur drei Mahlzeiten pro Tag zu essen und gönnen Sie Ihrem Stoffwechsel dazwischen bewusste Pausen von etwa vier Stunden – ohne zwischendrin zu snacken oder zuckerhaltige Getränke zu konsumieren. Achten Sie bei den Mahlzeiten bewusst auf eine ausgewogene vielseitige Ernährung und essen Sie nicht übermäßig viel. Wenn Sie mit nur zwei Mahlzeiten am Tag auskommen (spätes Frühstück und frühes Abendessen) – umso besser. Die Auffassung, dass fünf kleine Mahlzeiten am Tag ideal sind, ist inzwischen überholt. Je größer die Esspausen zwischen den Mahlzeiten sind, desto besser ist es für den Organismus.

Abnehm-Joker: Intervallfasten

Sehr gut bewährt zur nachhaltigen Gewichtsreduktion und Entzündungssenkung hat sich das Intervallfasten. Der Fastenmethode werden verschiedene positive Effekte auf den menschlichen Stoffwechsel zugeschrieben, die durch Studien mehrfach belegt sind. Intervallfasten …

… fördert die Selbstreinigungskräfte des Organismus.
… reduziert Entzündungen im Körper.
… setzt körpereigene Reparaturprozesse in Gang.

GUT ZU WISSEN

Ihr Körper benötigt etwa 14 Tage, um sich an das Intervallfasten zu gewöhnen. Danach hat sich Ihr Stoffwechsel angepasst und das Hungergefühl, das manchmal zu Beginn des Fastens noch auftritt, verschwindet. Auch wenn Sie nicht abnehmen wollen, hat Intervallfasten so viele positive Effekte auf den Organismus, dass Sie es trotzdem als gesundheitsfördernde Maßnahme einplanen sollten. Nicht geeignet ist Intervallfasten bei niedrigem Blutdruck, in der Schwangerschaft und Stillzeit sowie bei einigen chronischen Krankheiten. Sprechen Sie in diesem Fall zunächst mit ihrem Arzt.

… lindert oder verhindert Zivilisationskrankheiten wie Diabetes, Bluthochdruck und Herz-Kreislauf-Erkrankungen.
… ist eine Erfolg versprechende Methode, um langfristig Gewicht zu reduzieren.
… trägt dazu bei, dass das besonders entzündungsfördernde Bauchfett abgebaut wird.
… wirkt dem gefürchteten Jo-Jo-Effekt entgegen.
… verhilft zu einer besseren Stimmung. Sie fühlen sich wacher und fitter.
… fördert die Schlafqualität.
… trägt zur Reduktion von Schmerzen und chronischen Beschwerden bei.

Versuchen Sie 16 Stunden Intervallfasten etwa alle zwei Tage in Ihren Alltag einzubauen, wenn Sie Gewicht verlieren möchten. Wenn Sie merken, dass Ihnen bzw. Ihrem Körper 16 Stunden fasten zu viel sind oder nicht gut bekommen (dies ist z.B. häufig bei Frauen rund um die Menopause der Fall), dann reduzieren Sie die Fastenzeit von 16 auf 12-14 Stunden und fasten Sie weniger Tage pro Woche.

INTERVALLFASTEN – DIE METHODEN

Die populärste, da besonders alltagstaugliche Variante des Intervallfastens, mit der die meisten Menschen gut zurechtkommen, ist die sogenannte 16:8-Methode. Dabei wird pro Tag 16 Stunden lang auf Nahrung verzichtet und nur im restlichen Zeitfenster von 8 Stunden wird Nahrung aufgenommen. Da die Nacht einen beträchtlichen Teil der Fastenphase ausmacht, können sich die meisten Menschen an diese Variante schnell gewöhnen. Konkret kann das so aussehen: Sie fasten 16 Stunden von 18.00 Uhr abends bis 10.00 Uhr morgens. Alternativ essen Sie bereits um 17.00 Uhr zu Abend, dann dürfen Sie am nächsten Tag bereits um 9.00 Uhr frühstücken. Wenn Sie hingegen kein Frühstücks-Typ sind, könnten Sie auch erst um 20.00 Uhr zu Abend essen und fasten dann dafür bis zum nächsten Mittag.
In den 16 Stunden Fastenzeit verzichten Sie vollständig auf Nahrung. Sie dürfen nur trinken. Am besten stilles Wasser oder

Kräutertees. Kaffee ist auch erlaubt – allerdings ohne Milch und Zucker. Tabu sind Alkohol, Cola oder Softdrinks. Wenn Sie Ihren Kaffee nicht schwarz trinken können, geben Sie einen kleinen Schluck Pflanzendrink dazu. Die Wissenschaft konnte allerdings noch nicht abschließend klären, ob ein Schluck Pflanzendrink den Fasteneffekt stört. Auch auf Nikotin sollten Sie verzichten: Fasten soll schädliche Stoffe im Körper abbauen, Rauchen führt dem Körper aber eine Vielzahl an toxischen Stoffen zu, was kontraproduktiv wäre und den Fasteneffekt zunichtemachen würde.

STEIGERUNG MÖGLICH

Wenn Sie sich an das Intervallfasten gewöhnt haben und schon etwas geübter sind, dürfen Sie die Fastenzeiten auch ausweiten. Gute Erfolge erzielen Sie mit der 18:6-Methode (18 Stunden fasten und nur während der restlichen 6 Stunden essen) oder sogar mit der 20:4-Methode.
Es gibt auch die Variante 2:5, bei der Sie an 2 Tagen der Woche komplett fasten und an den restlichen 5 Tagen essen. Dies ist aus meiner Sicht für die meisten Menschen weniger alltagstauglich, aber Sie können natürlich auch diese Version ausprobieren.

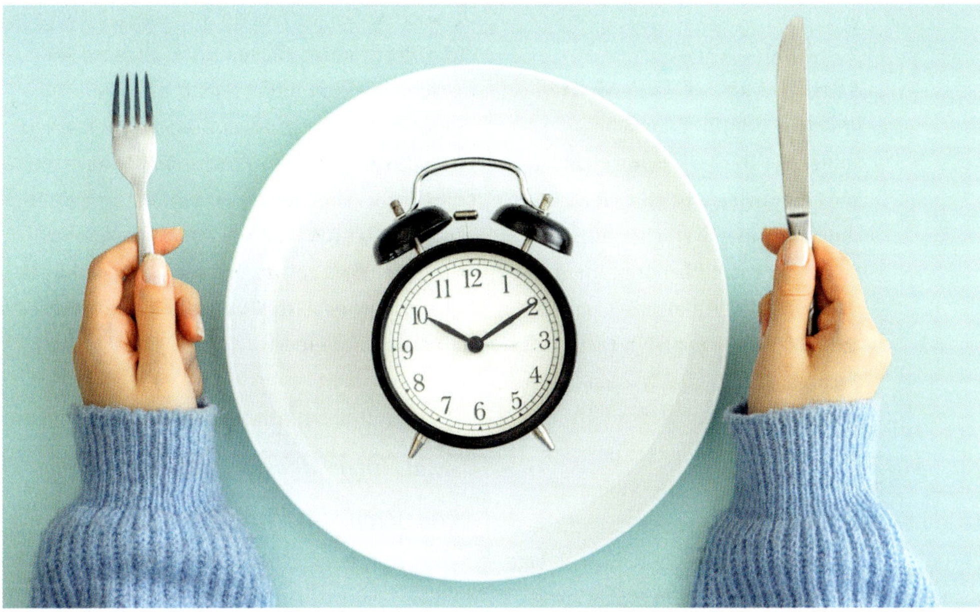

Effektiver Fettabbau: In Hungerphasen lernt der Organismus, auf seine Reserven zurückzugreifen.

Heilfasten

Heilfasten hat sich in der Arthrose-Therapie ebenfalls bewährt und die positiven Effekte sind durch verschiedene Studien belegt.
Beim Heilfasten wird der Körper intensiv gereinigt und entgiftet. Gelenkschmerzen lassen sich durch Heilfasten wirksam reduzieren und gehen laut einer Studie der Universität Jena bereits nach 14 Tagen signifikant zurück. Bei den Studienteilnehmern verbesserte sich die Beweglichkeit und das allgemeine Wohlbefinden stieg. Der positive Fasteneffekt hielt auch noch drei Monate nach Beendigung des Heilfastens an, sodass die Betroffenen ihre Schmerzmitteldosis reduzieren konnten oder gar keine Medikamente mehr benötigten.

ABNEHMEN UNTER ÄRZTLICHER ANLEITUNG

Sollten Sie starkes Übergewicht haben (Adipositas), ist eine Gewichtsabnahme unter ärztlicher Aufsicht ratsam. Eventuell benötigt Ihr Stoffwechsel in der Anfangszeit zusätzliche Hilfe zum Beispiel in Form einer Formula-Diät. Dabei werden einzelne Mahlzeiten komplett oder zum Teil durch fertige Shakes oder mit Flüssigkeit angerührte Nährstoffpulver oder Riegel ersetzt. Sie enthalten Vitamine, Mineralstoffe, Eiweiß, Fett und Kohlenhydrate in einem ausgewogenen Verhältnis.

Fazit

Übergewichtige Menschen scheinen also nicht nur aufgrund der mechanischen Gewichtsbelastung auf ihre Gelenke an Arthrose zu erkranken, sondern auch, weil die große Zahl an Fettzellen, und dabei vor allem das Bauchfett, entzündungsfördernde Hormone aussendet. Der häufig mit Übergewicht verbundene Bewegungsmangel tut sein Übriges, um Knorpel und Gelenk zu schaden.
Essen Sie deshalb vorwiegend pflanzlich, nutzen Sie die Rezepte in diesem Buch, die Ihnen ohnehin schon beim Abnehmen helfen, essen Sie maximal drei Mahlzeiten am Tag und legen Sie bewusste Esspausen zwischen den Mahlzeiten ein.
Versuchen Sie, in Woche 3 unseres 4-Wochen-Programms diese Grundsätze zu verinnerlichen und in Ihrem Alltag anzuwenden. Planen Sie von nun an außerdem mehrere Intervallfastentage pro Woche ein. Idealerweise sollte Intervallfasten zu einem festen Bestandteil Ihres Alltags werden – einmal daran gewöhnt, wird es selbstverständlicher Teil Ihres Lebens und es wird Ihnen leichtfallen, dauerhaft dabeizubleiben.

Es gibt keine unkompliziertere Maßnahme als Intervallfasten, um Gewicht zu reduzieren, das Wunschgewicht zu halten und gleichzeitig präventiv viel für die Gesundheit zu tun.

HEILFASTEN – INTENSIVKUR FÜR KÖRPER UND GELENKE

Heilfasten hat sich bei Arthrose bewährt. Wenn Sie sich für eine Heilfastenkur interessieren, sollten Sie sich gut einlesen, Ihre Fastenzeit genau planen und Ihr Vorhaben im Vorfeld mit einem erfahrenen Arzt besprechen.

Das Prinzip des Heilfastens geht auf den deutschen Arzt Otto Buchinger (1878–1966) zurück, der erst eine eigene Rheuma-Erkrankung durch Fasten kurierte und 1920 seine erste Heilfastenklinik eröffnete. Beim Heilfasten handelt es sich um eine bewusste Fastenkur, die bis zu zweimal im Jahr durchgeführt werden kann, am besten in einer Fastenklinik. Daran angelehnt ist das »Fasten für Gesunde« des Buchinger-Schülers und Arztes Hellmut Lützner – eine entsprechende Fastenkur für zu Hause.

VERZICHT AUF FESTE NAHRUNG

Bei einer Heilfastenkur wird eine Woche lang vollständig auf feste Nahrung verzichtet. Es darf ausschließlich Gemüsebrühe, Kräutertee und stilles Wasser getrunken werden. Wichtiger Bestandteil einer Fastenkur ist auch die Darmreinigung zu Beginn mithilfe eines Einlaufs oder mit Glaubersalz. Der Körper bekommt so Zeit, vielfältige regenerative Prozesse ablaufen zu lassen. Dadurch werden chronische Arthrose-Schmerzen schon nach kurzer Zeit deutlich gemildert. Entzündungen gehen zurück und auch der mit dem Fasten verbundene Gewichtsverlust wirkt sich positiv auf die Gelenke aus. Ein weiterer positiver Effekt ist, dass es vielen Menschen nach einer Fastenkur leichter fällt, Ihre Ernährung auf eine pflanzenbasierte Kost umzustellen.

MITTELWEG BASENFASTEN

Eine Alternative ist das Basenfasten als weniger strenge Fastenform, da nicht auf feste Nahrung verzichtet werden muss. Stattdessen dürfen Sie während einer Basenfastenkur für ein oder zwei Wochen nur basische Lebensmittel (**siehe Seite 55**) zu sich nehmen. Dazu gehören Gemüse, Salate, Obst, Kartoffeln und Kräuter. Außerdem trinken Sie 2–3 Liter stilles Wasser und Kräutertee am Tag. Fleisch, Fisch, Milch- und Getreideprodukte, Zucker sowie Fertigprodukte sind ebenso tabu wie Alkohol, Nikotin und Softdrinks. Am ersten Fastentag und möglichst auch alle zwei Tage während der Kur sollte eine Darmreinigung durchgeführt werden. Mit Basenfasten können Sie überflüssige Pfunde verlieren, ohne zu hungern.

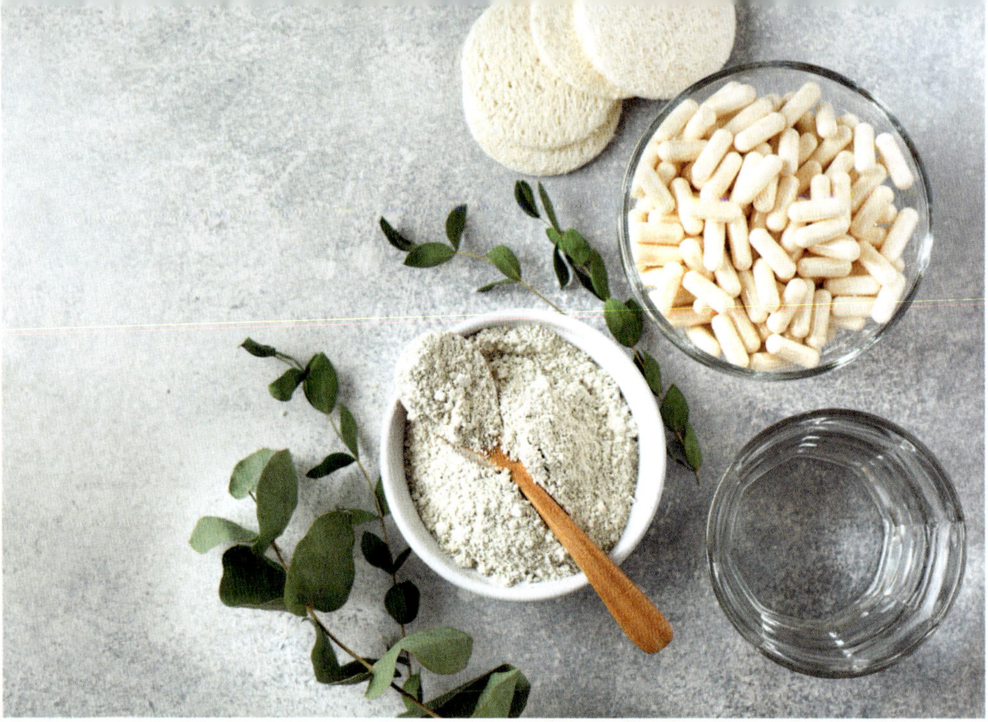

WOCHE 4: DIE BESTEN NÄHRSTOFFE BEI ARTHROSE

Mit einer pflanzenbasierten Arthrose-Ernährung voller Vitamine, Mineralstoffe und sekundärer Pflanzenstoffe lassen sich viele gute Effekte für die Gelenkgesundheit erzielen. Allerdings sind Entzündungen echte Nährstoffräuber, wodurch bei chronischen Entzündungserkrankungen der Nährstoffbedarf erhöht ist. Aus diesem Grund ist es nicht immer ganz einfach, alle Nährstoffe in ausreichender Konzentration über die Ernährung aufzunehmen. Daher kann eine Substitution, also eine zusätzliche Einnahme von Nahrungsergänzungsmitteln, in besonderen Fällen sinnvoll sein. Daneben gibt es Pflanzenextrakte, die dazu beitragen können, Entzündungen zu reduzieren, sowie besondere Nährstoffe in einigen Lebensmitteln, die speziell der Knorpelregeneration dienen.

WICHTIGE VITALSTOFFE FÜR KNOCHEN UND KNORPEL

Es gibt viel, was Sie zusätzlich zur Ernährung für Ihre Gelenkgesundheit tun können. Nutzen Sie diese Woche, um sich intensiver mit den Inhaltsstoffen Ihrer Lebensmittel zu beschäftigen. Überlegen Sie auch, welche Nahrungsergänzungsmittel sinnvoll sein können. Ergänzungsmittel haben, wie der Name schon sagt, eine ergänzende Funktion und können eine vollwertige ausgewogene Ernährung niemals ersetzen. Einige Nahrungsergänzungsmittel können aber bei Arthrose den Genesungsprozess sinnvoll unterstützen, etwa weil es nicht oder nur schwer möglich ist, den entsprechenden Nährstoff über die Nahrung in ausreichender Konzentration aufzunehmen. Das trifft beispielsweise auf das Vitamin D zu.

Vitamin D

Vitamin D ist eigentlich gar kein Vitamin, sondern ein Hormon. Es ist an vielen Stoffwechselvorgängen beteiligt und essenziell für die Gesundheit von Muskeln und Knochen sowie für das Immunsystem. Studien haben gezeigt, dass es bei einer guten Versorgung mit Vitamin D seltener zu Knie- oder Hüftarthrosen kommt. Grundsätzlich kann der Körper etwa 80 Prozent der benötigten Vitamin-D-Menge über die Aufnahme von Sonnenlicht (U-VB-Strahlen) selbst bilden. Die restlichen 20 Prozent sollte die Nahrung liefern. Allerdings kommt Vitamin D nur in wenigen Lebensmitteln vor (primär in fettem Fisch wie Hering und Lachs sowie in Champignons und Ei) und die Sonneneinstrahlung reicht in unseren Breiten höchstens im Hochsommer aus, um genügend Vitamin D zu bilden. Laut Robert Koch Institut leiden deshalb rund 60 Prozent der Deutschen unter einem Vitamin-D-Mangel – andere Quellen gehen von 90 Prozent aus. Vitamin-D-Mangel erhöht das Risiko, an Arthrose oder Osteoporose zu erkranken.
Er kann zudem das Immunsystem schwächen, Depressionen, Herzkrankheiten sowie weitere rheumatische Erkrankungen begünstigen und sich insgesamt negativ auf Knochen, Muskeln und Gelenke auswirken.

NAHRUNGSERGÄNZUNGSMITTEL

Wenn Sie sich für eine Substitution entscheiden, informieren Sie sich gut, vergleichen Sie Produkte oder lassen Sie sich in der Apotheke beraten. Achten Sie beim Kauf eines Nahrungsergänzungsmittels immer auf Qualität (keine Füllstoffe, Herkunft, Inhaltsstoffe, Qualitätssiegel). Um den größtmöglichen Effekt zu erzielen, ist es sinnvoll, eine Ernährungsumstellung und die Einnahme von Extranährstoffen zu kombinieren. So können sich alle Nährstoffe in ihrer Wirkung gegenseitig unterstützen und verstärken.

Es ist daher sinnvoll, den Vitamin-D-Spiegel vom Hausarzt bestimmen zu lassen und gegebenenfalls ein Vitamin-D-Präparat einzunehmen. Nährstoffexperten empfehlen bei chronischen Entzündungskrankheiten wie Arthrose die tägliche Einnahme von 4000 I. E. (Internationale Einheiten), bis ein Vitamin-D-Spiegel von 40–60 Nanogramm pro Milliliter Blut erreicht ist.

Vitamin E

Vitamin E gilt als Zellschutzvitamin mit einer stark antioxidativen und entzündungshemmenden Wirkung. Da Entzündungsprozesse im Körper die Vitamin-E-Speicher angreifen, sollte bei Arthrose auf eine ausreichende Aufnahme von Vitamin E geachtet werden. In Kombination mit Vitamin C schützt es die Zellen vor freien Radikalen. Die tägliche Dosis sollte laut Deutscher Gesellschaft für Ernährung (DGE) für Erwachsene bei etwa 12 mg liegen. Nährstoffexperten empfehlen bei Entzündungen aber eine Zufuhr von täglich etwa 80 mg.

ERHÖHTER BEDARF

Studien konnten aufzeigen, dass bei Entzündungen bestimmte Vitamine im Körper in erhöhtem Maß verbraucht werden. So hatten Menschen mit Entzündungskrankheiten deutlich geringere Konzentrationen an Vitamin C, E, D sowie an Betacarotin im Blut als gesunde Studienteilnehmer. Während der tägliche Vitamin C- und Betacarotin-Bedarf durch eine pflanzenbasierte entzündungshemmende Ernährung gedeckt werden kann, ist dies bei Vitamin E und D nicht der Fall.

Magnesium

Magnesium ist notwendig, damit Vitamin D in seine aktive Hormonform umgewandelt werden kann. Ist Magnesium nicht in ausreichender Menge vorhanden, bleibt das aufgenommene Vitamin D zum Teil wirkungslos. Magnesium ist zudem neben Kalzium ein wesentlicher Bestandteil der Knochen und dient zum Aufbau von Knochensubstanz. Es ist am Säure-Basen-Haushalt beteiligt und reguliert den Kalium- und Kalziumstoffwechsel. Die empfohlene Tagesdosis liegt laut DGE bei 300 mg Magnesium pro Tag für Frauen und 350 mg für Männer. Als Nahrungsergänzungsmittel wird Magnesiumcitrat sehr gut vom Körper aufgenommen.

Gute natürliche Magnesiumquellen sind: Sonnenblumenkerne, Kakaopulver, Bananen, Sesam, Mohn, Quinoa, Natur-Reis, Kürbiskerne, Mandeln, Cashewkerne, Hirse, Haferflocken, grünes Gemüse, Hülsenfrüchte.

Kalzium

Neben Vitamin D und Magnesium sollten Arthrose-Betroffene auch auf eine ausreichende Versorgung mit Kalzium achten, da Kalzium ein wichtiger Baustoff für die Knochen ist. Die offizielle Kalzium-Empfehlung der DGE liegt für Erwachsene bei 1000 mg pro Tag. Gute natürliche Kalziumquellen sind: Blattspinat, Grünkohl, Brokkoli, Petersilie, grünes Blattgemüse allgemein, Mandeln und Sesamsamen. Auch kalziumreiches Mineralwasser (über 300 mg Kalzium pro Liter) kann helfen, die tägliche Kalziummenge zu erreichen.

Zink, Kupfer, Mangan und Selen

Bedeutend für die Bekämpfung von Arthrose und den Schutz des Knorpels sind auch die vier Spurenelemente Zink, Kupfer, Mangan und Selen. Sie reduzieren Entzündungsprozesse in den Knorpeln, verringern Schmerzen sowie den weiteren Knorpelabbau und unterstützen den Bindegewebsstoffwechsel.
Viele Spurenelemente finden sich in Nüssen (vor allem in Cashewkernen, Pekannüssen, Haselnüssen), daher ist es sinnvoll, 1–2 Handvoll täglich in den Speiseplan einzubauen. Spurenelemente sind außerdem in Mohn, Haferflocken, Dinkel und Hirse enthalten.
Um alle Spurenelemente in ausreichender Konzentration aufzunehmen und leere Speicher aufzufüllen, kann es aber gerade zu Beginn der Therapie sinnvoll sein, zusätzlich ein Präparat einzunehmen. Dies gilt insbesondere für den Entzündungskiller Zink. Lassen Sie sich in der Apotheke, von Ihrem Arzt, Heilpraktiker oder Ernährunsgberater empfehlen, welches Präparat für Sie das passende ist.

Silizium

Besorgen Sie sich ein gutes Kollagenprodukt. Kollagen ist das wichtigste Strukturprotein im Körper und macht etwa 70 % des Knorpelgewebes aus. Unser Knorpel besteht also vorwiegend aus Kollagen. Die Einnahme von

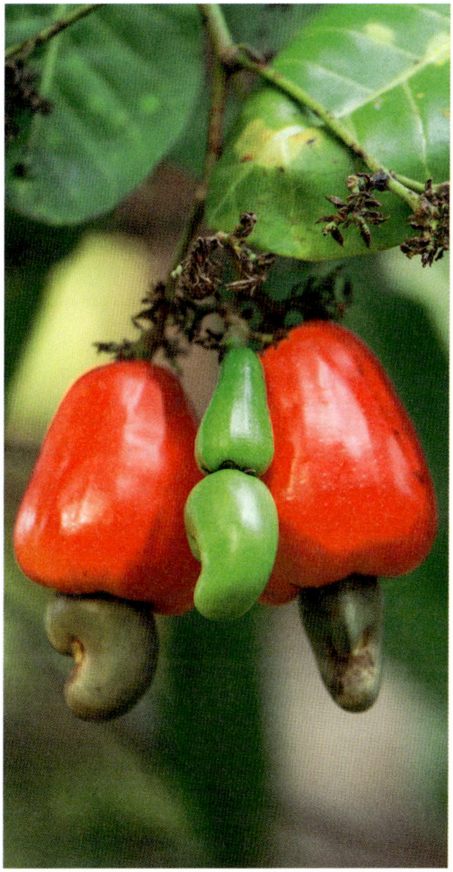

Wichtig für die Knorpelgesundheit: Cashewkerne versorgen uns mit vielen Spurenelementen.

Kollagen unterstützt die Regeneration der Gelenke, reduziert Schmerzen und Steifheit und verbessert die Gelenkbeweglichkeit. Achtung, es gibt verschiedene Kollagen-Typen und -Produkte. Bei Arthrose wählen Sie unbedingt ein hydrolysiertes Kollagen – sog. Kollagen vom Typ II. Es wird besonders gut aufgenommen und wirkt direkt im Knorpel. Sie können die Wirksamkeit durch die Einnahme von Vitamin C und Omega-3 zusätzlich unterstützen.

Omega-3-Fettsäuren

Es gilt inzwischen als gesichert, dass Omega-3-Fettsäuren entzündungshemmend und schmerzlindernd wirken (**siehe Seite 46**). Wenn Sie allerdings nicht regelmäßig Fisch essen, ist es schwierig, die notwendige Dosis über die Ernährung zu erreichen. In diesem Fall kann es ratsam sein, gerade zu Beginn einer Therapie täglich zusätzlich ein Omega-3-Präparat einzunehmen. Sie haben die Wahl zwischen Fischöl- und pflanzlichen Algenöl-Präparaten (**siehe Seite 47**).
Empfohlen wird eine tägliche Omega-3-Fettsäuren-Dosis von 2 g.

Glucosamin

Gucosamin (Glucosaminsulfat) ist ein wesentlicher Baustein für gesunde Knorpelstrukturen. Es regt den Knorpelstoffwechsel an und soll eine entzündungshemmende, knorpelschützende sowie schmerzlindernde Wirkung haben. Auch Schwellungen und Steifheit werden Studien zufolge reduziert. Entscheidend für die Wirkung scheint eine ausreichend hohe Dosierung sowie eine Anwendung über einen längeren Zeitraum zu sein. Es wird empfohlen, bei Arthrose täglich 1500 mg Glucosaminsulfat für mindestens vier bis sechs Monate als Kur einzunehmen.
Muscheln, Krabben, Garnelen, Hummer und Haie gehören zu den wenigen natürlichen Glucosaminquellen.
Studien weisen auch darauf hin, dass eine Kombination von Glucosamin und Methylsulfonylmethan (MSM) sinnvoll sein kann. Da der in MSM enthaltene Schwefel Teil der Knorpelstruktur ist, sollen knorpelaufbauende Effekte wahrscheinlich sein.

Chondroitin

Chondroitin (Chondroitinsulfat) ist ein weiterer Hauptbestandteil des Knorpelgewebes. Es handelt sich um ein Makromolekül, das von den Knorpelzellen gebildet wird, dem Knorpelgewebe Struktur verleiht und Wasser speichert. Chondroitin soll bei Arthrose den Verlust von Knorpelmasse aufhalten und die Beweglichkeit des Gelenks verbessern. Einige Studien konnten eine positive Wirkung bei einer Dosierung von 800 beziehungsweise 1500 mg Chondroitin pro Tag verzeichnen. Die Einnahme sollte mindestens über drei Monate erfolgen. Da sich Chondroitin und Glucosamin in ihrer Wirkung ergänzen und verstärken, sollten sie für optimale Effekte kombiniert werden.

SUPERFOODS GEGEN ARTHROSE

Manche Lebensmittel versorgen uns mit besonders vielen wertvollen Stoffen und wirken so besonders stark entzündungshemmend, schmerzsenkend und knorpelschützend. Machen Sie Ihre Küche zu Ihrem Medizinschrank!

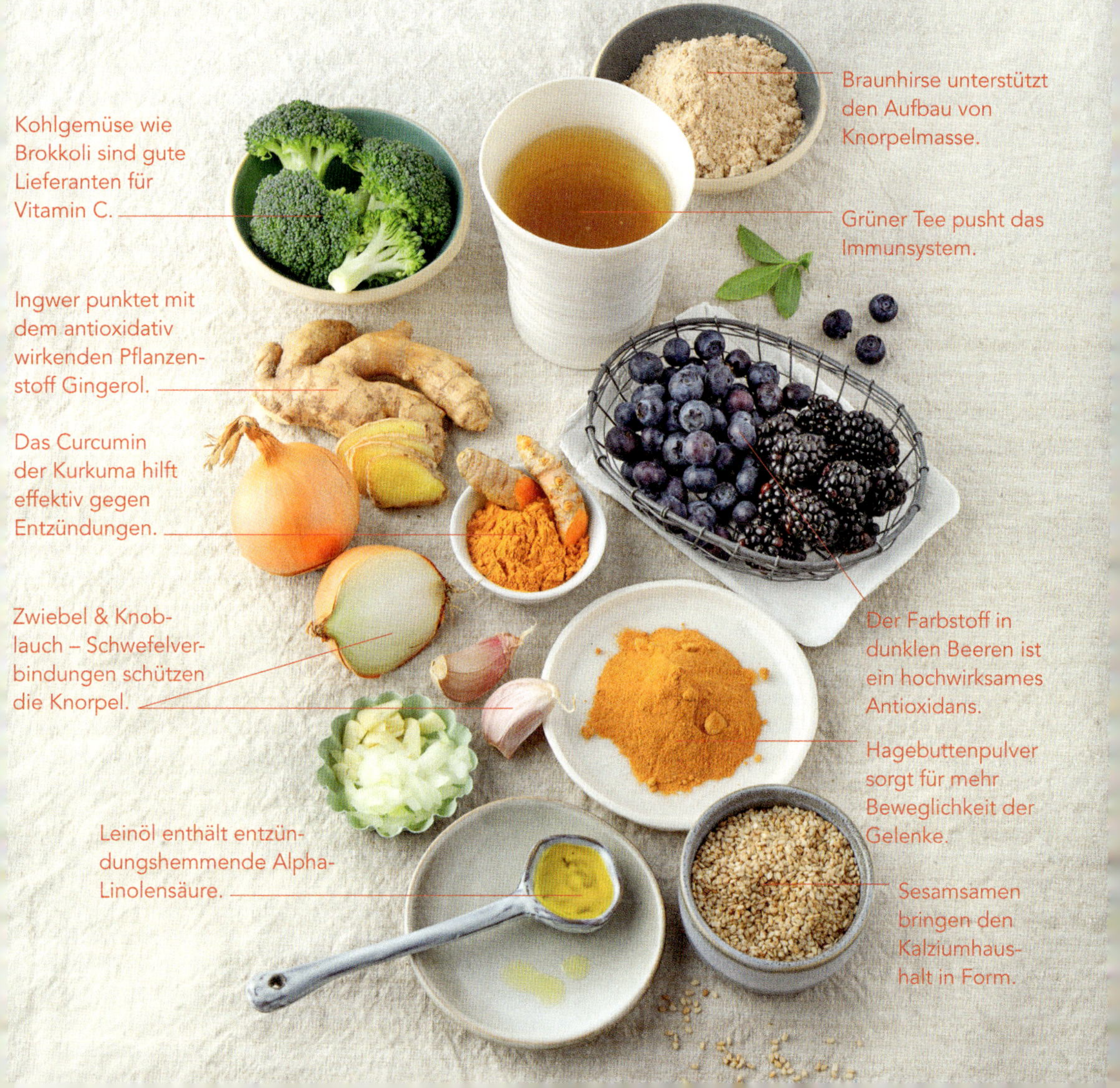
Kohlgemüse wie Brokkoli sind gute Lieferanten für Vitamin C.
Ingwer punktet mit dem antioxidativ wirkenden Pflanzenstoff Gingerol.
Das Curcumin der Kurkuma hilft effektiv gegen Entzündungen.
Zwiebel & Knoblauch – Schwefelverbindungen schützen die Knorpel.
Leinöl enthält entzündungshemmende Alpha-Linolensäure.
Braunhirse unterstützt den Aufbau von Knorpelmasse.
Grüner Tee pusht das Immunsystem.
Der Farbstoff in dunklen Beeren ist ein hochwirksames Antioxidans.
Hagebuttenpulver sorgt für mehr Beweglichkeit der Gelenke.
Sesamsamen bringen den Kalziumhaushalt in Form.

PFLANZENEXTRAKTE

Auch einige Pflanzenextrakte können erfolgreich dazu beitragen, Entzündungen zu reduzieren und dadurch Arthrose-Beschwerden lindern. Allerdings ist dabei auch Vorsicht geboten: Bestimmte Pflanzeninhaltsstoffe können hoch dosiert die Wirkung mancher Medikamente verstärken. Daher sollten Pflanzenextrakte wie Hagebuttenpulver und auch Gewürze wie Kurkuma nicht gleichzeitig mit Medikamenten eingenommen werden. Sicherheitshalber sollten die Medikamente etwa zwei Stunden vor den pflanzlichen Extrakten oder den Gewürzen (bei hoher Dosierung) eingenommen werden. Besprechen Sie mögliche Wechselwirkungen am besten mit Ihrem Arzt.

Hagebuttenpulver

Das Pulver enthält reichlich Vitamin C und ist reich an Antioxidanzien. Zudem liefert Hagebutte sogenannte Galaktolipide, denen eine entzündungshemmende und knorpelschützende Wirkung zugeschrieben wird. Mehrere Studien konnten die positive Wirkung von Hagebuttenpulver bei Arthrose und Rheuma bestätigen. Auch Gelenkschmerzen konnten deutlich reduziert werden, sodass sogar der Einsatz klassischer Schmerzmittel häufig deutlich gesenkt werden konnte. Zudem verbesserte sich die Beweglichkeit der Gelenke. Für spürbare positive Effekte sind täglich 5 g Hagebuttenpulver beziehungsweise Hagebuttenextrakt notwendig und die Einnahme muss mindestens drei bis vier Monate lang erfolgen. Galaktolipide sind hitzeempfindlich, daher ist Hagebuttentee leider wirkungslos.

Pinienrindenextrakt

Das aus der französischen Küstenpinienrinde gewonnene Extrakt ist reich an Antioxidanzien und Mikronährstoffen. Es wirkt entzündungshemmend, wie bei Studien mit einer täglichen Dosis von 100–200 mg Pinienrindenextrakt belegt werden konnte.
Die Einnahme muss für mindestens drei bis vier Monate erfolgen, damit sich die positiven Effekte auf die Arthrose-Beschwerden voll entfalten können.

Teufelskralle

Viele Menschen nehmen gegen ihre Arthrose-Beschwerden Teufelskrallen-Präparate ein. Allerdings ist die Wirkung der Wurzel bisher nicht wissenschaftlich belegt. Die vorliegenden Studien kommen zu unterschiedlichen Ergebnissen und entsprechen nicht den wissenschaftlichen Standards. Daher ist es derzeit nicht möglich, eine klare Aussage über die Wirksamkeit von Teufelskralle bei Arthrose zu machen.
Trotzdem berichten viele Betroffene nach der Einnahme von Teufelskralle von positiven Effekten auf ihre Gelenkschmerzen. Ob sich diese Wirkung aber tatsächlich auf die Einnahme der Teufelskralle, die zur Familie der Sesamgewächse gehört, zurückführen lassen kann, ist unklar.

„

Esst Essen.
Nicht zu viel.
Vornehmlich
pflanzlich.

“

Michael Pollan

GESUND ESSEN UNTERWEGS

Sind Sie viel unterwegs oder essen Sie häufig auswärts? Dann ist ein wenig Planung für eine optimale Ernährung sinnvoll. So stellen Sie sicher, dass Sie auch außer Haus gesund und nährstoffreich essen.

In der Kantine

Nehmen Sie als Vorspeise immer einen kleinen Salat. Wählen Sie, wenn möglich, frische Zutaten wie Blattsalate, Gurken, Tomaten, Möhren, Paprika und verzichten Sie auf Kartoffelsalat, Wurstsalat, Eiersalat, Fleischsalat und Ähnliches. Für das Dressing sollten Sie hochwertiges Olivenöl und Zitronensaft bevorzugen. Geben Sie frische Kräuter über Ihren Salat und salzen Sie so wenig wie möglich. Sollte Ihre Kantine das nicht bieten, nehmen Sie sich Salat und Dressing getrennt von zu Hause mit. Als Topping eignen sich Kerne- und Saatenmischungen.

Falls es Suppe gibt, ist auch eine Gemüsebrühe ideal als Vorspeise – essen Sie zusätzlich Rohkost vom Salatbüfett dazu.

Wenn Sie gerne Salat essen und es ein gutes Salatbüffett in der Kantine gibt, ist ein großer Salatteller mittags auch als Hauptgang ideal. Als Sättigungsbeilage passen Kartoffeln, Natur-Reis oder 1 Scheibe Vollkornbrot.

Wenn Sie doch etwas Warmes möchten, wählen Sie als Hauptgang eine große Portion Gemüse (möglichst naturbelassen) mit Kartoffeln, Reis oder einer anderen nährstoffreichen Beilage wie Quinoa, Hirse oder Bulgur. Geben Sie etwas Olivenöl und/oder Leinöl und falls vorhanden frischen Zitronensaft über Ihr Essen. Quinoa, Hirse und Bulgur lassen sich auch sehr gut vorkochen und halten ein paar Tage luftdicht verschlossen im Kühlschrank. Auch das können Sie also von zu Hause mitnehmen. Ab und zu ein Stück Fisch (natur – nicht paniert) oder ein asiatisches Wok-Gericht sind auch immer eine gute Wahl in der Kantine.

Meiden sollten Sie jedoch:

- Frittierte oder panierte Lebensmittel wie panierte Schnitzel, Fischstäbchen, Kroketten, Back-Camembert
- Aufläufe mit viel Sahne und Käse wie Lasagne oder Gemüsegratins
- Klassische Eintöpfe mit Fleisch und Speck
- Fast Food, Fertiggerichte

Im Restaurant

Gewöhnen Sie sich grundsätzlich an, im Restaurant vorab einen Beilagensalat zu bestellen. Wählen Sie danach zum Beispiel folgende Gerichte:

- Einen großen Salat mit Olivenöl-Zitronen-Dressing
- Eine Gemüsesuppe oder Misosuppe
- Sushi
- Gebratenes Gemüse der Saison (zum Beispiel mit einem Fischfilet) – fragen Sie nach: Auch wenn es nicht auf der Karte steht, bereiten viele Restaurants gebratenes Gemüse zu, wenn Sie darum bitten.
- Ein Wok-Gericht

- Ofenkartoffel mit Räucherlachs (sparsam mit dem Kräuterquark sein oder gleich durch Olivenöl ersetzen)

Unterwegs auf die Hand

Wählen Sie beim Bäcker ein belegtes Vollkornbrötchen mit einem pflanzlichen Aufstrich oder Frischkäse – gerne belegt mit Rohkost (Salat, Gurkenscheiben). Oder nehmen Sie einen Wrap, gefüllt mit Salat und Gemüse, oder Falafeln (Kichererbsenbällchen), gerne mit Hummus. Am Fischstand schmeckt ein Brötchen mit Bismarckhering (gute Omega-3-Quelle). Auch Sushi ist immer eine gute Wahl oder Sommerrollen (rohe Gemüserollen) beim Asiaten. Meiden sollten Sie hingegen: Laugengebäck, Käsestangen, süße Backwaren und Croissants, Pizza, Pommes, Bratwurst, Currywurst, Döner, Frikadellen.

Von zu Hause

Oder nehmen Sie sich Ihr Essen für unterwegs doch einfach von zu Hause mit. Dann wissen Sie genau, was Sie zu sich nehmen, und Ihre Nährstoffbilanz stimmt. Ideal als schneller Snack sind:

- 1 Tüte Nüsse
- 2 Bananen
- 1 Vollkornbrot, bestrichen mit pflanzlichen Aufstrichen wie Hummus und belegt mit Avocado in Scheiben (träufeln Sie etwas Zitronensaft darüber – so wird die Avocado nicht so schnell braun) sowie mit Kresse oder Kräutern garniert
- 1 Dinkelbrot-Sandwich mit Räuchertofu, etwas Senf, Salatblatt, Gurke, Avocado, Kresse
- Gemüsesticks in einer Frischebox (zum Beispiel Möhren, Gurken, Paprika) – dazu ein Töpfchen Hummus oder etwas zerdrückte Avocado mit Zitronensaft als Dip (seltener auch Kräuterquark)
- 1 Nussriegel mit möglichst wenig zugesetztem Zucker

Sie können sich auch eines der Gerichte aus dem Rezeptteil dieses Buches in ein geeignetes Gefäß abfüllen und zum Beispiel in der Büroküche warm machen. Sie werden sehen, schon nach kurzer Zeit wird das Einpacken unkomplizierter Teil Ihres Alltags sein.

Ein Wrap, gefüllt mit Salat, Gemüse und einem pflanzlichen Aufstrich, ist eine ideale Mahlzeit to go.

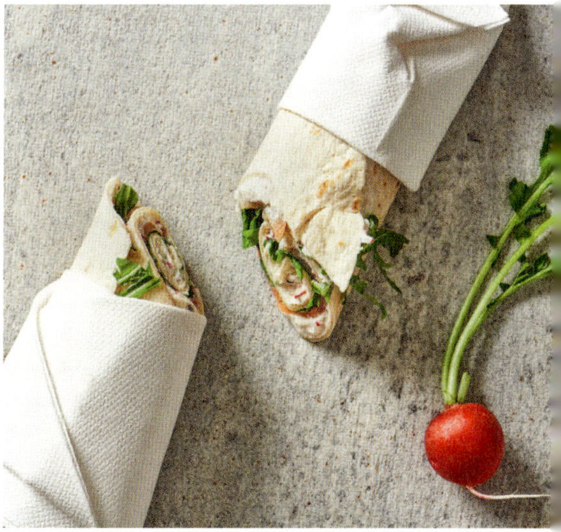

10 TIPPS ZUR NÄHRWERTSTEIGERUNG IHRER MAHLZEITEN

Steigern Sie gezielt den Nährwert Ihrer Mahlzeiten, indem Sie möglichst viele antientzündliche, schmerzsenkende und insgesamt gelenkfreundliche Zutaten in Ihre Gerichte einbauen.

1. KRÄUTER & GEWÜRZE

Erhöhen Sie die entzündungshemmende Wirkung Ihrer Speisen, indem Sie all Ihre Gerichte mit reichlich Kräutern und Gewürzen verfeinern. Experimentieren Sie zum Beispiel mit Kurkuma, Ingwer, Muskat, Zimt, Koriander oder Kreuzkümmel. Verwenden Sie so oft wie möglich das Anti-Arthrose-Gewürz-Trio (**siehe Seite 44**) aus je 1 Msp. geriebener Muskatnuss sowie gemahlenem Kreuzkümel und Koriander und geben Sie die Mischung regelmäßig über Ihre Gerichte für eine antientzündliche Wirkung.

2. HANFSAMEN

Bestreuen Sie Obstsalate, Salate und Suppen immer mit 1 EL geschälten Hanfsamen für eine Extradosis Omega-3-Fettsäuren.

3. GRANATAPFELKERNE

Gewöhnen Sie sich an, immer 1–2 Packungen Granatapfelkerne im Kühlschrank zu haben, und streuen Sie diese auf Obstsalate, Salate, Bowls oder Suppen. So bekommen Ihre Gerichte eine fruchtige Note, einen süßen Biss und Sie versorgen Ihren Körper gleichzeitig mit einer Extraportion Antioxidanzien. Wenn Sie ganze Granatäpfel selbst entkernen wollen, halbieren Sie diese und klopfen Sie mit einem Kochlöffel von oben fest auf die Schale, so fallen die Kerne leicht heraus.

4. SPROSSEN

Beginnen Sie, Sprossen zu Hause selbst zu ziehen, oder kaufen Sie regelmäßig frische Sprossen. Besonders Brokkoli-Sprossen (**siehe Seite 40**) sind bei Arthrose ideal. Geben Sie Sprossen auf Salate, Gemüse, Currygerichte und Brote.

5. GEMAHLENE BRAUNHIRSE

Braunhirse ist bei Arthrose ideal, da sie sehr viel Silizium enthält und den Knorpelaufbau unterstützt. Geben Sie morgens 1 EL auf Ihr Müsli, in Smoothies oder Joghurts.

6. NÜSSE & SAMEN

Verfeinern Sie Müsli, Salate, Bowls oder Gemüsegerichte mit Nüssen. Das gibt einen schönen Crunch, schmeckt und ist gesund.

7. HÜLSENFRÜCHTE

Bauen Sie regelmäßig ballaststoffreiche Hülsenfrüchte in Ihren Speiseplan ein. Weichen Sie Hülsenfrüchte vor der Verarbeitung in Wasser ein. Sie werden dadurch besser verträglich, die Garzeit wird verkürzt und die enthaltenen Nährstoffe werden besser verfügbar, da antinutritive Stoffe wie Phytinsäure oder Lektine durch das Einweichen abgebaut werden. Nach dem Einweichen in einem Sieb unter fließendem Wasser so lange spülen, bis das Wasser klar ist, dann weiterverarbeiten.

8. ZWIEBELN & KNOBLAUCH

Beides sollten Sie täglich essen und nicht sparsam damit sein. Damit das darin enthaltene Alliin in den nützlichen Krebsschutzstoff Allicin umgewandelt werden kann, müssen Zwiebeln und Knoblauch nach dem Schneiden 5–10 Minuten ruhen, bevor sie weiterverarbeitet werden.

9. SCHLAUE ÖL-KOMBI

Geben Sie über Salate 1 EL Leinöl und 1 EL natives Olivenöl extra vergine. Beide Öle ergänzen und verstärken sich in ihrer entzündungshemmenden Wirkung.

10. DATTELSUESSE

Verwenden Sie zum Süßen Ihrer Speisen anstelle von Haushaltszucker ab jetzt Dattelsüße, die aus getrockneten, gemahlenen Datteln hergestellt wird. Sie hat den Vorteil, dass sie den Blutzuckerspiegel langsamer ansteigen lässt als herkömmlicher Haushaltszucker, da sie einen niedrigeren glykämischen Index hat. Blutzuckerspitzen - und damit Heißhungerattacken – werden so reduziert.

Gut Ding will Weile haben: Zwiebeln und Knoblauch entfalten ihre volle entzündungshemmende Wirkkraft erst, wenn sie nach dem Aufschneiden einige Minuten ruhen können.

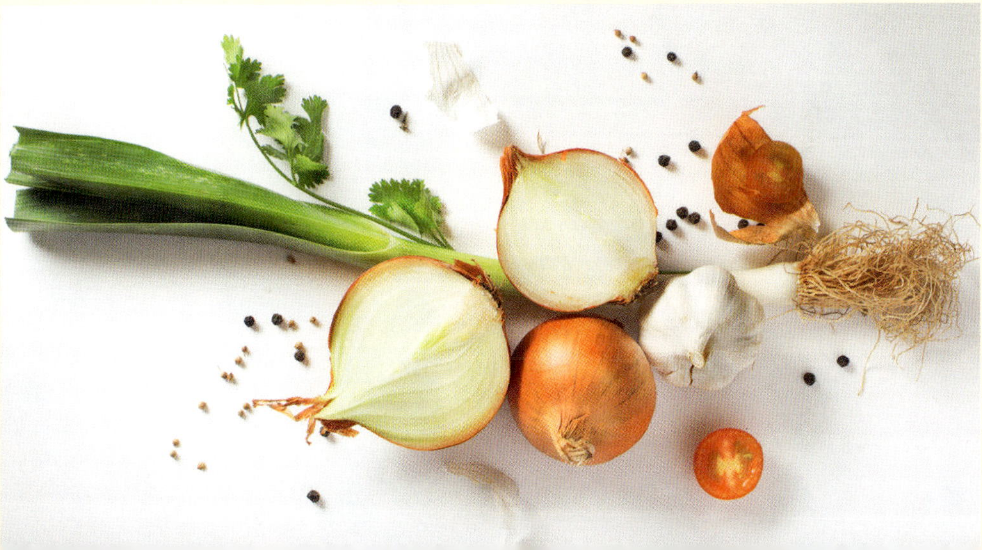

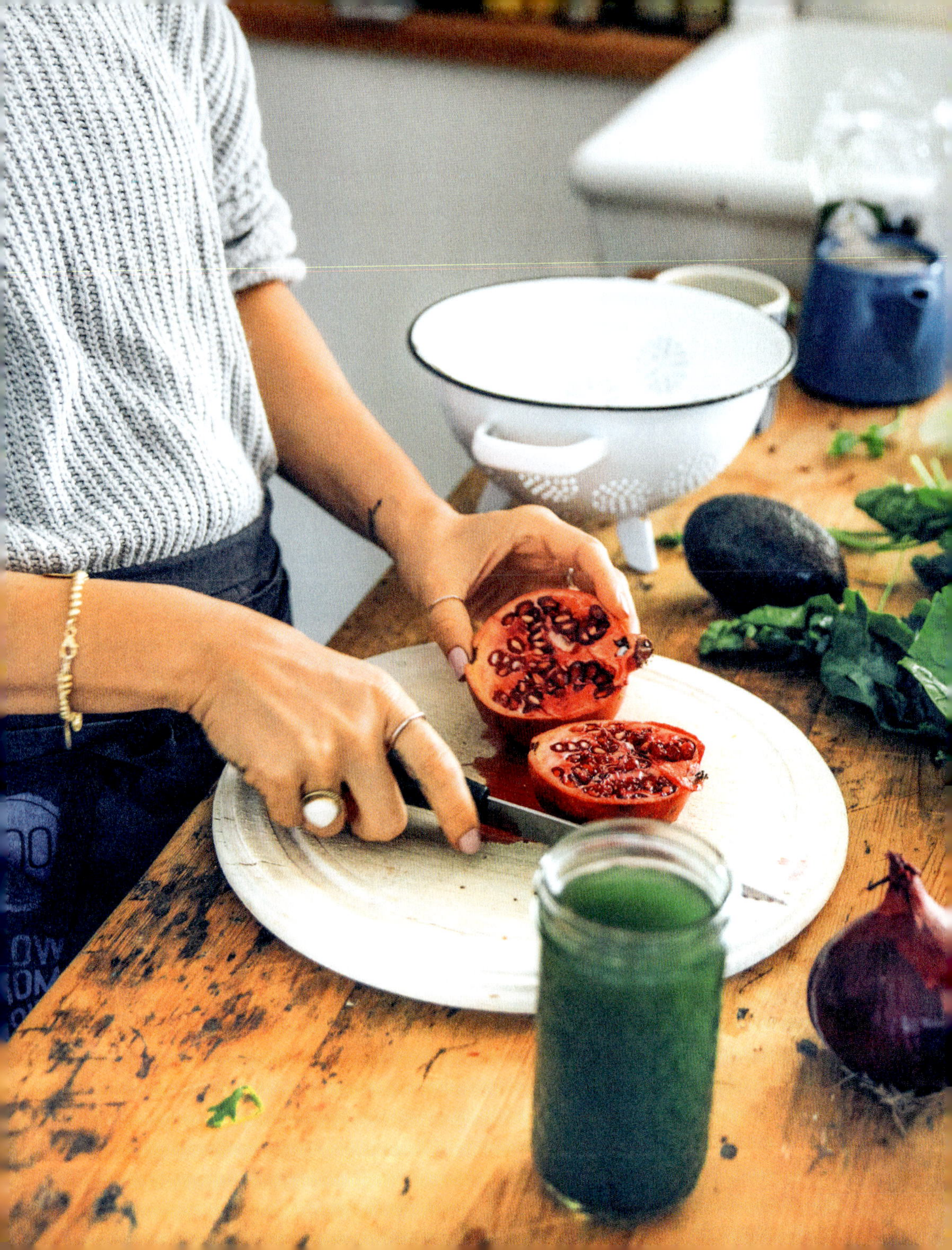

ANTI-ARTHROSE-GERICHTE

Genuss pur. Die alltagstauglichen Rezepte in diesem Kapitel stecken voll entzündungshemmender Lebensmittel, die Ihre Gelenke mit einem Maximum an wertvollen Nährstoffen versorgen und Arthrose-Beschwerden effektiv bekämpfen.

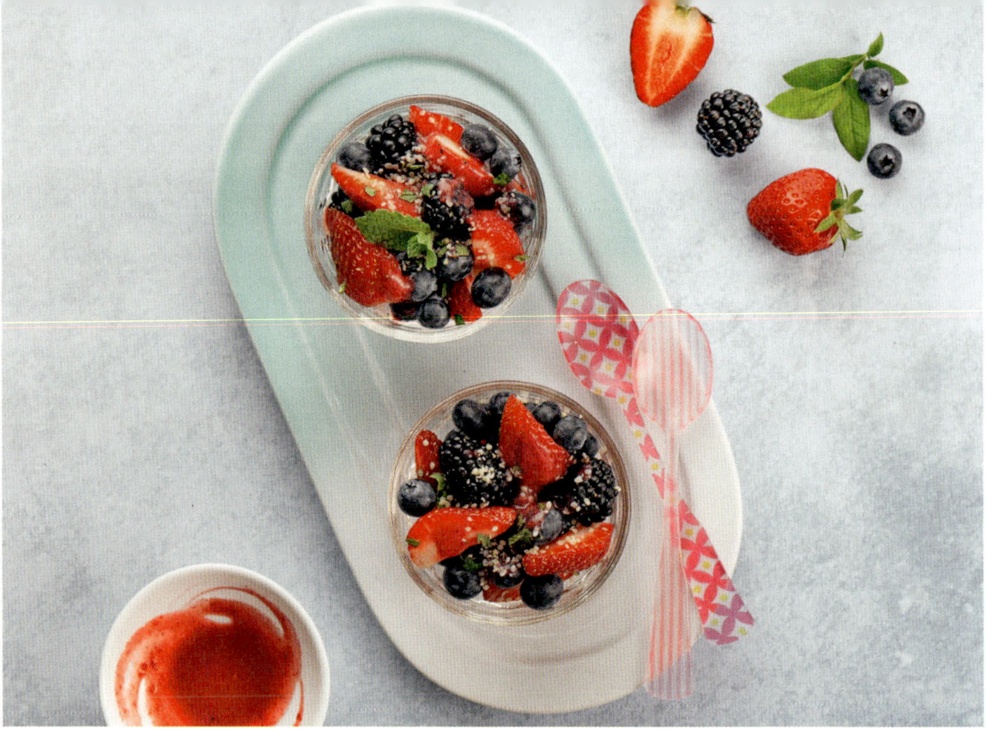

MORGENS: OBST, SMOOTHIES, MÜSLI, PORRIDGE & CO

Ihr Körper befindet sich morgens im Ausscheidungs- und Reinigungsmodus. Unterstützen Sie ihn dabei, indem Sie den Tag mit einem Zitronen-Ingwer-Wasser (**siehe Seite** 103) beginnen. Morgens ist auch der perfekte Zeitpunkt für Obst, da es auf nüchternen Magen am bekömmlichsten ist. Im Idealfall besteht Ihr Anti-Arthrose-Frühstück daher aus Obst pur oder einem großen Obstsalat. Oder wie wäre es mit einem entzündungshemmenden grünen Smoothie oder einem knusprigen Nuss-Granola mit Beerenquark? Wenn sich Ihre Schmerzen schon gebessert haben oder Sie morgens sehr hungrig sind, dann kann auch ein Porridge oder ein geröstetes Brot mit Avocado eine gute Wahl sein. Und sonntags? Da schmecken Dinkelbrötchen mit selbst gemachter Blitz-Marmelade!

FRUCHTIGES FRÜHSTÜCK

Den größtmöglichen Gefallen tun Sie Ihren Gelenken – vor allem zu Beginn einer Arthrose-Therapie –, wenn Sie morgens Obst essen. Hier gibt es unzählige Kombinationsmöglichkeiten. Nutzen Sie den Obst-Baukasten **von Seite 96** und stellen Sie sich aus den unterschiedlichen Komponenten immer wieder ein Frühstück ganz nach Ihrem Geschmack zusammen. Oder probieren eines meiner leckeren Rezepte aus, die ich Ihnen auf den folgenden Seiten vorstelle.

MENGENANGABEN IN REZEPTEN

Um die Umsetzung der Rezepte zu erleichtern, nehme ich, so oft es geht, einen Kaffeebecher als Maß. Das erspart umständliches Abwiegen auf der Küchenwaage. Wenn Sie in den Rezepten also als Maßangabe »Becher« lesen, ist damit ein Kaffeebecher mit circa 250 ml Inhalt gemeint. Verwenden Sie möglichst immer denselben Becher als Maß!

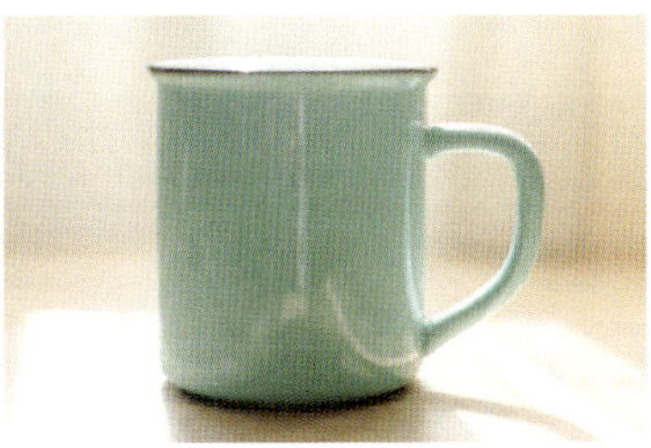

BEERENSALAT MIT VANILLE-DRESSING

FRUCHTIG-FRISCH MIT GUTEN FETTEN

4 Becher gemischte Beeren nach Wahl (Heidelbeeren, Erdbeeren, Brombeeren) • 2 EL geschälte Hanfsamen • 2 Stängel Minze
Für das Dressing: 1½ Becher TK-Himbeeren • ½ TL gemahlene Vanille

Für 2 Portionen • 10 Min. Zubereitung

1. Beeren waschen, gegebenenfalls klein schneiden und in eine Schüssel geben.
2. Für das Dresssing gefrorene Himbeeren mit Vanille und ¼ Becher Wasser im Mixer (oder mit dem Pürierstab) fein pürieren.
3. Himbeersauce über die Beeren geben und mit Hanfsamen bestreuen.
4. Minze waschen, trocken schütteln und ca. 6 Blättchen abzupfen und klein hacken. Den Beerensalat mit der Minze garnieren. **(siehe Foto Seite 94)**

MEHRWERT

Wenn Sie über den Beerensalat zusätzlich 1 Handvoll Nüsse, zum Beispiel Walnusskerne und Pekannusskerne, streuen, versorgen Sie Ihren Körper gleich beim Frühstück mit zusätzlichen Vitaminen, Mineralstoffen und gesunden Fetten.

DER OBST-BAUKASTEN

Wählen Sie aus diesem Baukasten nach Saison, Angebot und Geschmack immer zwei bis drei Obstsorten aus, ergänzen Sie diese um zwei bis drei weitere Komponenten und bereiten Sie sich daraus Ihr gesundes Frühstück zu.

Komponenten	Beispiele	Portionen pro Mahlzeit
Obst	Beeren, Äpfel, Orangen, Zitronen, Pfirsiche, Mangos, Papayas, Ananas	2–3 Obstsorten pro Mahlzeit (ca. 2 große Handvoll insgesamt)
Frische Kräuter	Basilikum, Minze, Zitronenmelisse	1 TL (gehackt oder getrocknet)
Nüsse	Walnüsse, Mandeln, Cashewkerne, Pekannüsse, Paranüsse, Haselnüsse	1–2 EL
Kerne & Samen	Geschälte Hanfsamen, Leinsamen, Chia-Samen, Sesamsaat, Mohn, Sonnenblumen- und Kürbiskerne	1 EL
Trockenfrüchte	Datteln, Mangos, Rosinen, Cranberrys	1 EL
Quark & Joghurt	Magerquark, Kokos- und Cashew-Joghurt	1 EL
Gewürze	Zimt, Vanille, Chiliflocken, Kurkuma, Ingwer	nach Geschmack (je ca. 1 Msp.)
Getreide	Hafer- und Hirseflocken, Braunhirse, Müsli	1–2 EL
Süße (optional)	Dattelsirup, Ahornsirup, Agavendicksaft	1 TL
Öle/gute Fette	Olivenöl extra vergine	1 EL

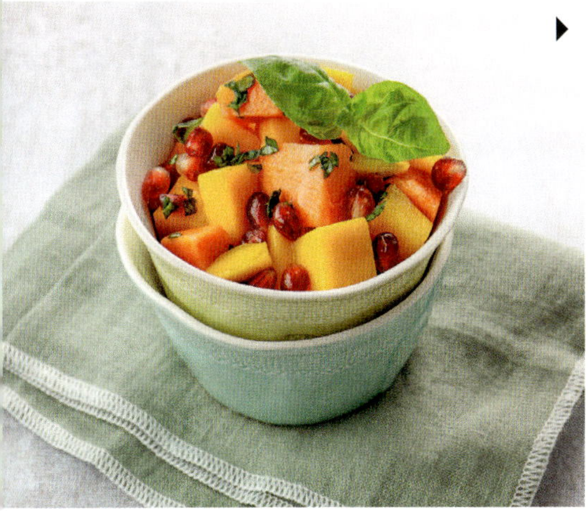

TROPISCHER FRUCHT-SALAT MIT BASILIKUM

SOMMERLICH-FRUCHTIG & ENZYMREICH

1 Mango • 1 Papaya (alternativ 6 Scheiben Ananasfruchtfleisch) • 2 EL Granatapfelkerne • 3 Stängel Basilikum • 2 EL Olivenöl extra vergine

Für 2 Portionen • 10 Min. Zubereitung

1. Mango und Papaya schälen, entsteinen beziehungsweise entkernen und in Würfel schneiden. Dann in eine Schale geben und Granatapfelkerne darüber verteilen.
2. Basilikum waschen, trocken schütteln und die Blättchen klein hacken. Den Salat mit Olivenöl und Basilikum garniert servieren.

EXTRA-NÄHRSTOFF-TIPP

Streuen Sie regelmäßig 1–2 EL Braunhirsemehl über Ihr Obst, auf Ihr Müsli oder geben Sie es in Ihren Smoothie. Es ist siliziumreich und fördert den Knorpelaufbau.

PFIRSICH-HIMBEER-FRUCHTMIX

REICH AN ANTIOXIDANZIEN

4 Pfirsiche (alternativ Nektarinen) • 1 Becher Himbeeren • 4 EL Granatapfelkerne • 4 EL gehackte Walnusskerne • 1 TL gemahlene Vanille

Für 2 Portionen • 10 Min. Zubereitung

1. Pfirsiche waschen, entkernen und in Würfel schneiden. Himbeeren waschen und mit den Pfirsichen in eine Schale geben.
2. Granatapfelkerne und Walnüsse zu den Früchten geben und mit Vanille bestreuen.

MEHRWERT

Zusätzlich können Sie diesen Fruchtmix mit einem Klecks pflanzlichem Joghurt und/oder 1 EL Nuss-Granola (siehe Seite 98) verfeinern.

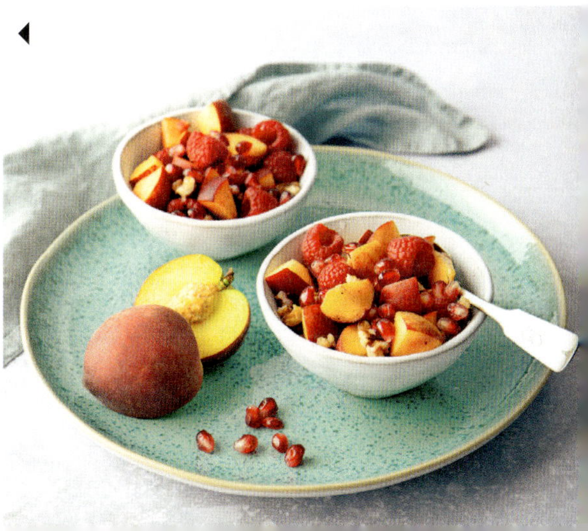

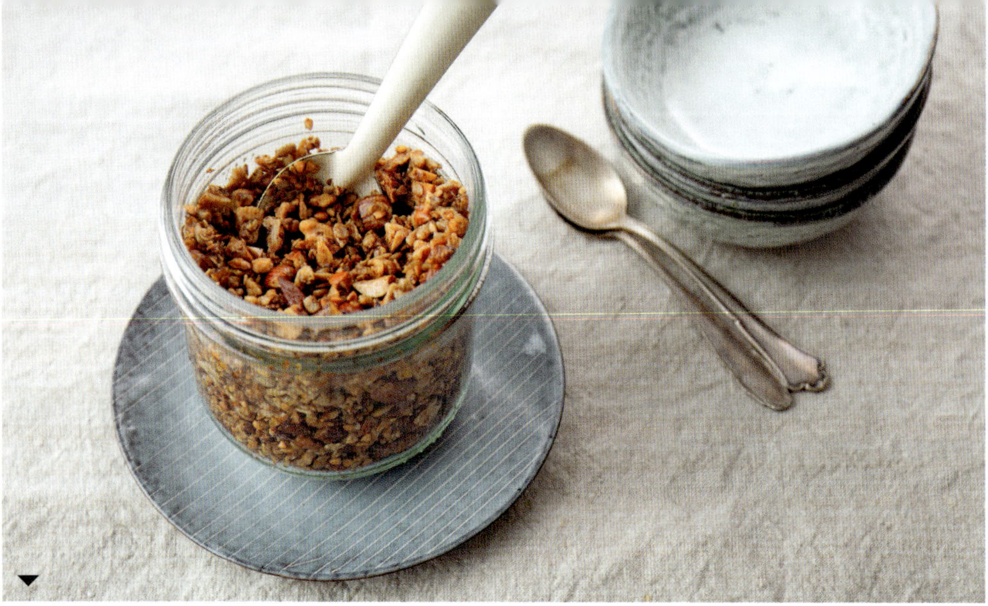

KNUSPRIGES GRANOLA AUS DEM OFEN

NÜSSE LIEFERN VIELE GESUNDE FETTE

1 Becher Walnusskerne (alternativ Pekannusskerne) • 1 Becher Mandeln • ½ Becher Buchweizen • ½ Becher feine Haferflocken • ⅓ Becher Sonnenblumenkerne • 3 EL Kokosöl nativ • 3 EL Ahornsirup (alternativ Agavendicksaft) • ½ TL Zimtpulver • ½ vTL gemahlene Vanille • 3 EL Leinsamen (alternativ Chia-Samen) • 2 EL Sesamsamen

Für 1 großes Vorratsglas Müsli • 40 Min. Zubereitung • 30 Min. Backen

1. Backofen auf 180° vorheizen.
2. Nüsse und Mandeln grob hacken. Dann mit Buchweizen, Haferflocken und Sonnenblumenkernen gut vermischen.
3. Das Kokosöl in einer kleinen Pfanne bei niedriger Temperatur schmelzen, Ahornsirup, Zimt und Vanille hinzugeben und alles gut verrühren.
4. Die flüssige Masse auf die Müslimischung geben und gut vermischen.
5. Ein Backblech mit Backpapier auslegen und die Müslimischung gleichmäßig darauf verteilen, bis eine ebenmäßige Schicht entsteht.
6. Das Granola für 20–30 Min. auf der mittleren Schiene in den Ofen geben. Nach der Hälfte der Zeit vorsichtig wenden. Die Mischung ist fertig, wenn sie leicht gebräunt und knusprig ist.
7. Müsli abkühlen lassen, mit Leinsamen und Sesamsamen vermischen und in ein großes luftdicht verschließbares Glas füllen. Das Granola ist luftdicht verschlossen bis zu drei Wochen haltbar und schmeckt gut mit frischem Obst, Quark oder auch 1 Schuss Pflanzendrink.

OMEGA-3-QUARK MIT ERDBEEREN UND MINZE

FRISCH & ENTZÜNDUNGSHEMMEND

2 Becher Erdbeeren • 250 g Magerquark • 2 EL Pflanzendrink • 2 EL Leinöl • 1 EL Dattelsirup (alternativ Agavendicksaft) • 2 Handvoll Nusskerne (zum Beispiel Walnusskerne, Mandeln, Cashewkerne, Haselnusskerne) • 3 Stängel Minze

Für 2 Portionen • 10 Min. Zubereitung

1. Erdbeeren waschen, putzen und in mundgerechte Stücke schneiden.
2. Den Magerquark mit Pflanzendrink, Leinöl und Dattelsirup gut verrühren.
3. Nusskerne grob hacken. Wer mag, röstet sie kurz bei mittlerer Hitze in einer beschichteten Pfanne ohne Fett an (nicht zu dunkel werden lassen).
4. Minze waschen, trocken schütteln und die Blättchen klein hacken. Quark in Schälchen oder tiefe Teller geben, Erdbeeren darauf verteilen und mit Nüssen und Minze bestreut servieren.

EXTRAPORTION GUTE FETTE

Der Quark sättigt anhaltend und das Leinöl wirkt mit seinen Omega-3-Fettsäuren Entzündungen entgegen.

OVERNIGHT OATS

GUT VORZUBEREITEN

1 Becher Haferflocken • 500 ml Mandeldrink (alternativ Haferdrink) • 2 EL Leinsamen • 1 Msp. Zimtpulver • 1 Becher frische Beeren nach Wahl
Außerdem: etwas Pflanzendrink nach Belieben

Für 2 Portionen • 10 Min. Zubereitung • mind. 8 Std. Quellen

1. Alle Zutaten bis auf die Beeren in eine Schüssel geben und gut vermengen.
2. Overnight Oats abgedeckt 8–12 Std. (über Nacht) im Kühlschrank quellen lassen.
3. Morgens die Beeren waschen. Die Overnight Oats aus dem Kühlschrank nehmen, mit Beeren und nach Belieben einem Schuss Pflanzendrink toppen und sofort genießen. Die Overnight Oats halten im Kühlschrank etwa drei Tage.

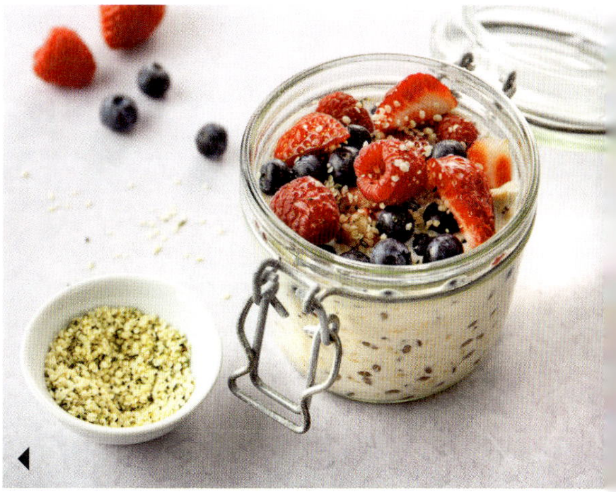

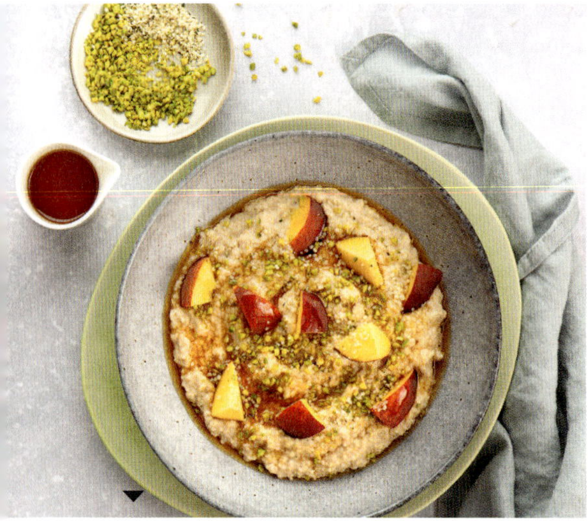

HAFER-HIRSE-GELENK-PORRIDGE MIT PFIRSICH

SPITZE FÜR DEN KNORPELAUFBAU

½ Becher zarte Haferflocken • ½ Becher Hirseflocken • 1 Becher Mandeldrink (alternativ Haferdrink) • Salz • ½ TL Zimtpulver • 1 Msp. gemahlene Vanille

Für das Topping: 1 Pfirsich (alternativ Nektarine oder Beeren) • 1 TL Ahornsirup • 2 EL gehackte Pistazien • 1 EL Hanfsamen

Für 2 Portionen • 10 Min. Zubereitung

1. Hafer- und Hirseflocken mit Mandeldrink, 1 Becher Wasser und 1 Prise Salz, Zimt und Vanille in einem Topf zum Kochen bringen.
2. Nur kurz aufkochen, dann 3–5 Min. bei geringer Hitze weiterköcheln lassen, ab und zu umrühren, damit nichts anbrennt.
3. Währenddessen für das Topping den Pfirsich waschen, entkernen und in Würfel schneiden.
4. Das Porridge ist fertig, wenn die Konsistenz schön cremig ist. Eventuell etwas Wasser nachgießen, wenn die Flüssigkeit zu schnell verkocht ist.
5. Porridge in zwei Schüsseln geben, Ahornsirup darüber verteilen, Pfirsichwürfel, Pistazien und Hanfsamen darübergeben und warm genießen.

VARIANTE & HALTBARKEIT

Bereiten Sie das Porridge zur Abwechslung auch einmal nur mit Haferflocken zu. Reste können Sie luftdicht verschlossen zwei bis drei Tage im Kühlschrank aufbewahren. Morgens dann einfach mit einem Schuss Wasser oder Pflanzendrink erwärmen.

BEEREN-MÜSLI MIT ZIMT-CASHEW-JOGHURT

REICH AN ANTIOXIDANZIEN

2 Becher dunkle Beeren • 6 EL Cashew-Joghurt (alternativ Kokos-Joghurt) • ½ TL Zimtpulver • 4 EL Nuss-Granola ***(siehe Seite 98)***

Für 2 Portionen • 2 Min. Zubereitung

1. Beeren waschen, abtropfen lassen und in eine Schüssel geben.
2. Cashew-Joghurt mit Zimt vermischen, auf die Beeren geben und zum Schluss das Granola darauf verteilen.

DINKELBROT MIT AVOCADOWÜRFELN

SCHMECKT NICHT NUR ZUM FRÜHSTÜCK

2 Scheiben Dinkelbrot • 1 Avocado • ½ Zitrone • 1 EL Leinöl • schwarzer Pfeffer • Chiliflocken
Außerdem: Gartenkresse zum Garnieren

Für 2 Portionen • 5 Min. Zubereitung

1. Dinkelbrot toasten, bis es leicht braun und knusprig ist.
2. Die Avocado schälen, entkernen und nach Belieben in Würfel oder Scheiben schneiden. Avocado auf dem gerösteten Brot verteilen. Zitrone auspressen. Leinöl und 1 EL Zitronensaft auf die Avocado träufeln. Mit Pfeffer und Chiliflocken würzen und mit Kresse garnieren.

DREI BROT-VARIATIONEN

- Geben Sie am Schluss noch ein Spiegelei auf das Avocado-Brot (so haben Sie auch ein superschnelles Mittagessen) und bestreuen Sie es zusätzlich je nach Geschmack mit Hanfsamen und Granatapfelkernen.
- Oder verfeinern Sie das Brot mit ein paar dünn geschnittenen Scheiben Räuchertofu.
- Streichen Sie zunächst ein Nussmus auf das Brot (zum Beispiel Cashew-Mus) und belegen Sie es erst dann mit der Avocado. Das Mus liefert eine Extraportion guter Fette, schmeckt und sättigt.

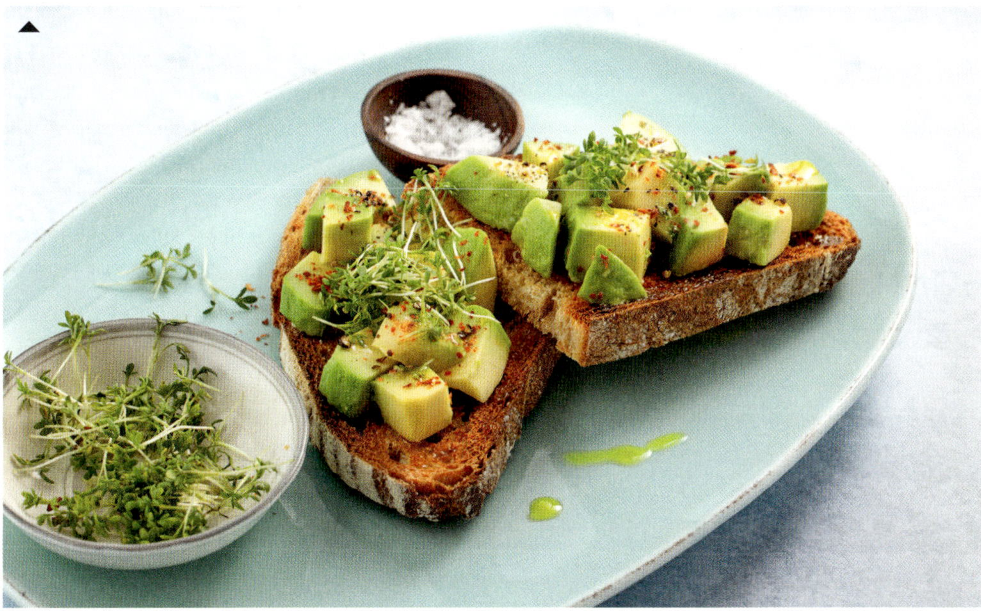

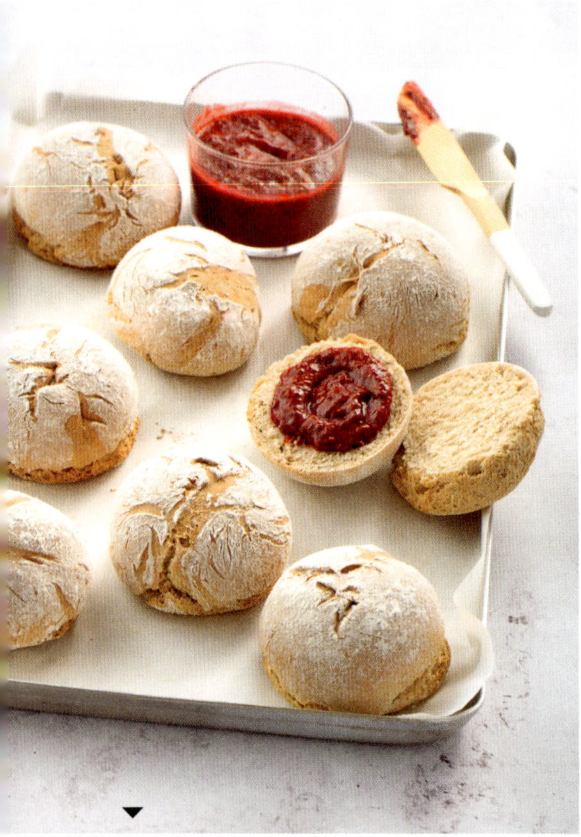

SONNTAGSBRÖTCHEN

KNUSPRIGES WOCHENEND-HIGHLIGHT

400 g Dinkelmehl (+ etwas Dinkelmehl zum Bestäuben) • 100 g Dinkelvollkornmehl (alternativ weitere 100 g Dinkelmehl) • 1 Pck. Trockenhefe • 3 EL Olivenöl • 1 TL Dattelsirup • 2 TL Salz

Für 8 Brötchen • 45 Min. Zubereitung • 35 Min. Backen

1. Alle Zutaten mit 300 ml lauwarmem Wasser in eine Schüssel geben und gründlich verkneten. Die Teigkugel zum Schluss großzügig mit Mehl bestäuben.
2. Aus dem Teig 8 Brötchen formen. Jedes Brötchen wieder von außen mit Mehl bestäuben und auf ein mit Backpapier belegtes Backblech setzen. Das Backblech mit den Brötchen leicht mit Wasser besprenkeln und unten in den Backofen eine Auflaufform mit etwas Wasser stellen (so werden die Brötchen knuspriger).
3. Das Backblech in den nicht vorgeheizten Backofen geben und die Brötchen bei 200° auf der mittleren Schiene 30–35 Min. backen. Die Brötchen sind fertig, wenn sie außen leicht braun und knusprig sind.

UND DAZU? HIMBEERMARMELADE!

Zu den Dinkelbrötchen schmeckt wunderbar diese selbst gemachte Himbeermarmelade: 500 g TK-Himbeeren und 2 EL Ahornsirup bei mittlerer Hitze zum Kochen bringen und 5 Minuten bei geringer Hitze unter Rühren köcheln lassen, bis die Beeren weich sind. Dann im Topf mit einem Pürierstab fein pürieren. 2½ EL Chia-Samen dazugeben und nach Geschmack mit etwas gemahlener Vanille verfeinern. Nun alles weitere 15–20 Minuten köcheln lassen. Die fertige Marmelade in ein Einmachglas füllen und abkühlen lassen, bevor der Deckel auf das Glas kommt. Im Kühlschrank hält sie eine Woche.

ANTIOXIDANZIEN-SMOOTHIE-BOWL

FRUCHTIGE VITALSTOFFSPENDE

2 Bananen • 2 Becher TK-Beerenmischung • 1 Becher Mandeldrink (alternativ Haferdrink) • 1 EL Dattelsirup (alternativ Agavendicksaft)
Für das Topping: 2 Handvoll Himbeeren (alternativ Erdbeeren) • 2 EL Pistazienkerne • 2 EL Kokoschips • 4 TL geschrotete Leinsamen

Für 2 Portionen • 5 Min. Zubereitung

1. Bananen schälen und grob in Stücke schneiden. Bananen mit TK-Beeren, Mandeldrink und Dattelsirup in einem Mixer fein pürieren.
2. Himbeeren waschen. Pistazien und Kokoschips grob hacken. Fertigen Smoothie in eine Schale geben, mit Leinsamen, Pistazien und Kokoschips bestreuen und vorsichtig mit den Himbeeren garnieren.

ZITRONEN-INGWER-WASSER

ENTGIFTET & LIEFERT VIEL VITAMIN C

1 Stück Bio-Ingwer (ca. 5 cm) • 1 Bio-Zitrone • 1 TL Honig nach Belieben

Für 2 Portionen • 25 Min. Zubereitung • 20 Min. Ziehen

1. Ingwer mit warmem Wasser waschen und mit Schale in feine Scheiben schneiden.
2. Ingwerscheiben in eine Kanne oder Karaffe geben und mit 500 ml kochendem Wasser übergießen. 15–20 Min. ziehen lassen.
3. Die Zitrone auspressen und den Saft ins Ingwerwasser geben. Bei Bedarf mit Honig süßen, alles gut verrühren und warm trinken. Eventuell noch mal mit heißem Wasser aufgießen.

NÄHRSTOFFKICK

Ingwer-Zitronen-Wasser versorgt Sie gleich morgens mit einer Extraportion Vitamin C und wirkt Entzündungen entgegen. Bio-Ingwer muss nicht geschält werden, mit Schale liefert er noch mehr Nährstoffe.

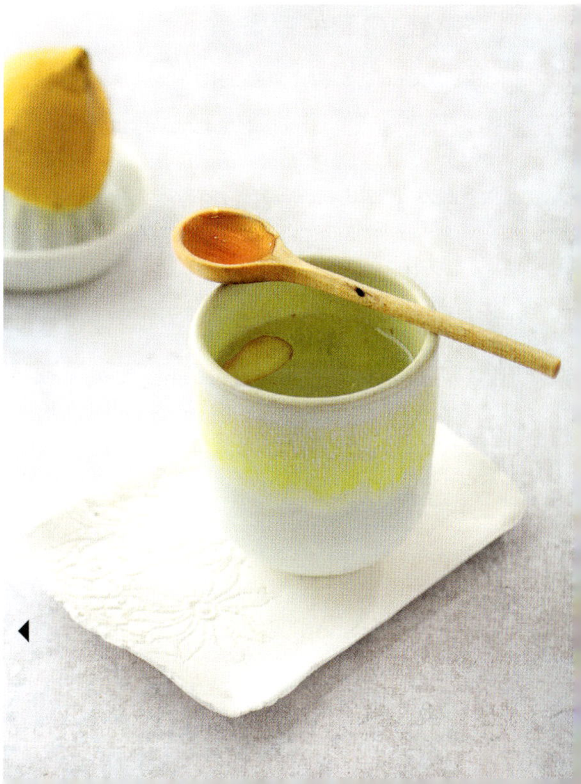

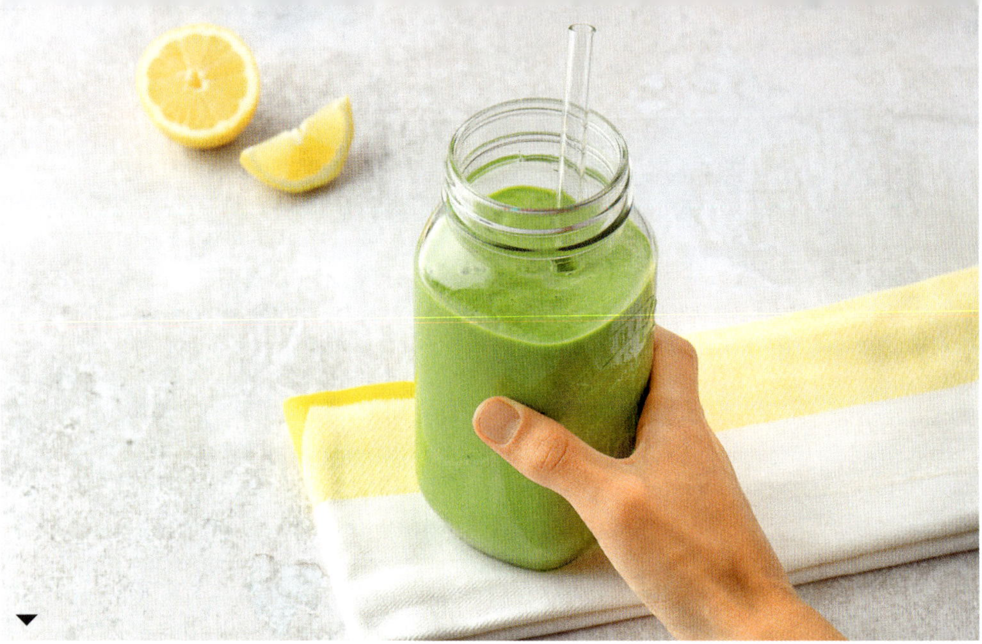

SUPER-GREEN-SMOOTHIE

REINIGEND & ENTGIFTEND

1 Handvoll Grünkohl (alternativ Babyspinat) • ½ Avocado (alternativ 1 kleine Banane) • ½ Salatgurke • 1 Stück Ingwer (ca. 1 cm) • ½ Zitrone • 1 Becher TK-Mangowürfel • 1 EL Leinöl (alternativ Hanföl)

Für 2 Portionen • 5 Min. Zubereitung

1. Grünkohl putzen und waschen. Avocado schälen, entkernen und das Fruchtfleisch in Würfel schneiden. Gurke waschen und in Scheiben schneiden.
2. Ingwer schälen. Zitrone auspressen und den Saft mit allen anderen Zutaten und ca. 1 Becher Wasser 1½ Min. in einem Hochleistungsmixer mixen.

KÜCHENAUSSTATTUNG

Wenn Sie häufiger Smoothies machen, ist die Anschaffung eines guten Mixers lohnenswert. Das Problem ist, dass einfache Mixer gerade Blattgrün häufig nicht richtig zerkleinern. Die Smoothies bekommen dann nicht die gewünschte Konsistenz, bleiben »stückig«, die Zutaten vermischen sich nicht richtig und Flüssigkeit setzt sich unten ab.
Achten Sie bei einer Neuanschaffung deshalb darauf, dass Ihr Mixer mindestens 28 000–30 000 Umdrehungen hat. Auch eine Küchenmaschine, ein Food Processor oder ein Dampfgarer können eine sinnvolle Investition auf dem Weg zu einer gesünderen Art des Essens sein.

HIMBEER-CHICORÉE-SMOOTHIE

BITTERSTOFFE FÜR DEN DARM

1 Orange • 1 Banane • ½ Salatgurke • 2 Stauden Chicorée • 1 Stück Ingwer (ca. 1 cm) • ½ Zitrone • 1 EL Leinöl (alternativ Hanföl) • 1 Becher TK-Himbeeren

Für 2 Portionen • 5 Min. Zubereitung

1. Orange und Banane schälen, Salatgurke waschen und alles grob klein schneiden. Den Chicorée am unteren Ende abschneiden und die äußeren Blätter entfernen. Restliche Blätter waschen und halbieren. Ingwer schälen.
2. Zitrone auspressen. Den Saft mit ca. 1 Becher Wasser (je nach gewünschter Konsistenz) und allen anderen Zutaten 1½ Min. in einem Hochleistungsmixer mixen und den Smoothie dann sofort servieren.

KNORPELABBAU STOPPEN

Trinken Sie diesen Smoothie regelmäßig. Unverdauliche Präbiotika wie Chicorée helfen, den entzündungsbedingten Knorpelabbau zu verlangsamen. Sie können je nach Geschmack Leitungswasser oder Mineralwasser ohne Kohlensäure verwenden.

SMOOTHIES

Ein Smoothie mit viel Gemüse ist eine gute Alternative zu einem Salat vor dem Mittagessen. Besonders, wenn Sie kein Fan davon sind, Salatzutaten klein zu schneiden. Mit einem Smoothie können Sie spielend leicht und mit wenig Aufwand viele wertvolle Vitamine, Mineralstoffe und sekundäre Pflanzenstoffe zu sich nehmen. Wichtig: Mixen Sie Ihre Smoothie-Zutaten immer mindestens 1½ Minuten lang, sonst besteht die Gefahr, dass sie sich nicht richtig verbinden, der Smoothie nicht cremig wird und sich die Flüssigkeit unten absetzt.

◀

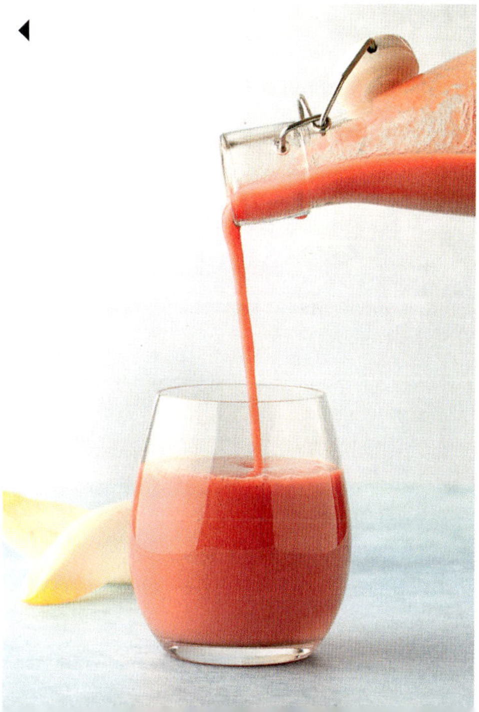

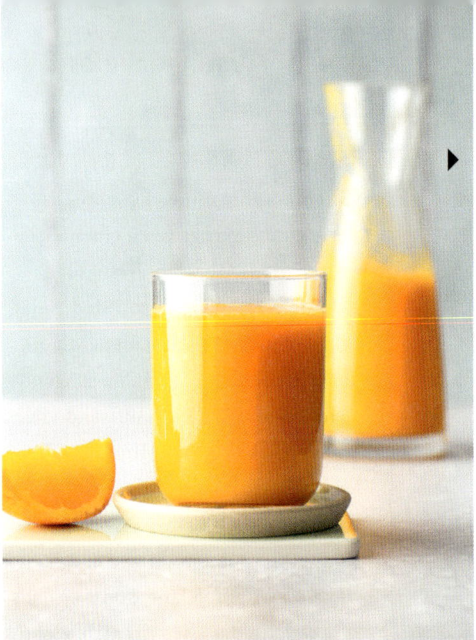

PAPAYA-ORANGEN-ENZYM-SMOOTHIE

MIT ENTZÜNDUNGSHEMMENDEN ENZYMEN

½ Papaya (alternativ 1 Becher TK-Mangowürfel) • 2 Orangen

Für 2 Portionen • 5 Min. Zubereitung

1. Papaya schälen, entkernen und das Fruchtfleisch in Würfel schneiden. Orangen schälen und grob klein schneiden.
2. Früchte 1½ Min. in einem Hochleistungsmixer mixen. Je nach gewünschter Konsistenz noch etwas Wasser zugeben und den Papaya-Orangen-Enzym-Smoothie sofort servieren.

DETOX-SMOOTHIE

EXTRAPORTION VITAMINE

½ Bio-Salatgurke • 2 Handvoll Grünkohl (alternativ Babyspinat) • 1 Birne • 1 Apfel • 2 Stangen Staudensellerie • ½ Zitrone • 1 Stück Ingwer (ca. 1 cm)

Für 2 Portionen • 5 Min. Zubereitung

1. Gurke waschen, Grünkohl waschen und den Strunk entfernen. Birne und Apfel waschen und die Kerngehäuse entfernen. Sellerie waschen und putzen. Alles grob in Stücke schneiden.
2. Zitrone auspressen. Ingwer schälen.
3. Zitronensaft mit allen anderen Zutaten und ca. 1 Becher Wasser (je nach gewünschter Konsistenz) in einen Hochleistungsmixer geben und mind. 1½ Min. mixen. Den Smoothie dann sofort genießen.

ANTI-ENTZÜNDUNGS-SMOOTHIE

ENTGIFTEND & ENTZÜNDUNGSSENKEND

1 Bund glatte Petersilie • 1 Stück Ingwer (ca. 1 cm) • ½ Zitrone • 1 Becher TK-Mangowürfel (alternativ Ananaswürfel) • 1 EL Leinöl (alternativ Hanföl)

Für 2 Portionen • 5 Min. Zubereitung

1. Petersilie waschen, trocken schütteln und grob zerkleinern. Ingwer schälen. Zitrone auspressen.
2. Zitronensaft mit allen anderen Zutaten und ca. 1 Becher Wasser (je nach gewünschter Konsistenz) mind. 1½ Min. in einem Hochleistungsmixer mixen. Den Smoothie sofort servieren.

FRÜHSTÜCK-TO-GO-SMOOTHIE

BLITZSCHNELL ZUBEREITET

1 Becher Himbeeren • 1 Banane • 1 Becher TK-Beerenmischung • 3 EL Haferflocken • 1 entsteinte Dattel (alternativ 1 TL Agavendicksaft)

Für 2 Portionen • 5 Min. Zubereitung

1. Himbeeren waschen, Banane schälen und grob klein schneiden.
2. Alle Zutaten mit ca. 1 Becher Wasser (je nach gewünschter Konsistenz) in einem Mixer mind. 1½ Min. mixen.
3. Smoothie in eine luftdichte Flasche oder ein Glas füllen und als Frühstück to go mitnehmen.

KEINE ZEIT AM MORGEN?

Bereiten Sie sich am Wochenende die Zutaten für mehrere Smoothies vor: Füllen Sie die gewaschenen und geschnittenen Zutaten für je einen Smoothie in einen verschließbaren Plastikbeutel und legen Sie diesen ins Gefrierfach. Am Morgen dann einfach den Inhalt des Beutels in den Mixer füllen, Wasser, Leinöl, frische Kräuter, Zitronensaft oder was sonst noch fehlt und schmeckt, dazugeben und in 2 Minuten ist Ihr Smoothie fertig. Viele Früchte wie Beeren oder Mangowürfel können Sie bedenkenlos auch von vornherein als Tiefkühlprodukt verwenden.

▲

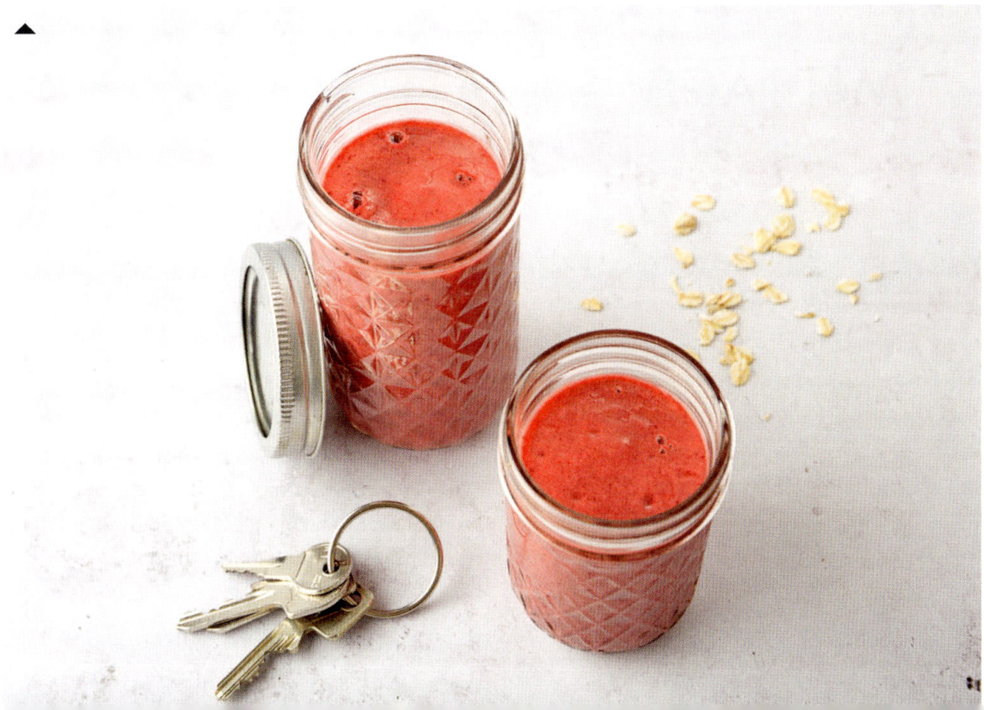

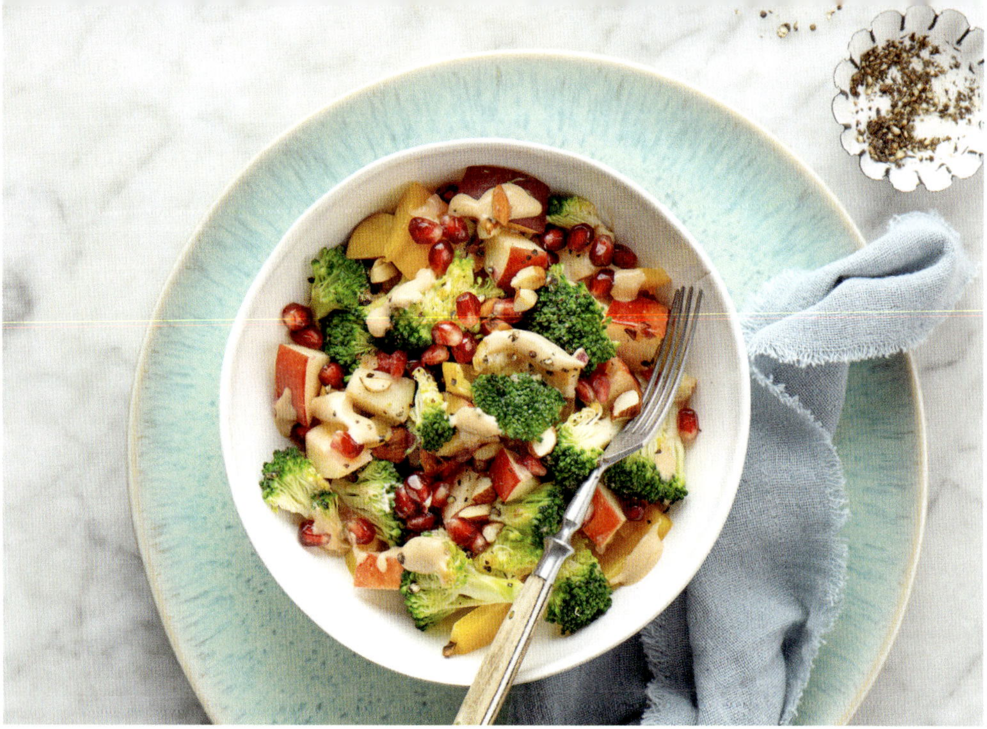

MITTAGS: SALATE & BOWLS

Mittags ist Rohkostzeit. Trinken Sie vor dem Mittagessen einen grünen Smoothie, der mehr Gemüse als Obst enthält, oder essen Sie etwas Rohkost (zum Beispiel Gemüsesticks) vorweg. Darauf folgt im Idealfall eine große Salat-Bowl mit frischen Blattsalaten, reichlich rohem und gedünstetem Gemüse, pflanzlichem Eiweiß in Form von Linsen oder Kichererbsen, einer glutenfreien Beilage und guten Fetten. Darüber hinaus sind würzige Currys, Suppen und ab und zu ein Fischgericht eine gute Wahl. Toppen Sie all Ihre Kreationen mit reichlich Kräutern, Sprossen und Gewürzen, wie zum Beispiel Muskat, Kurkuma und Koriander. So bereiten Sie sich ganz einfach besonders schmerz- und entzündungssenkende Köstlichkeiten zu und Ihre Gelenke werden es Ihnen danken.

DAS MITTAGESSEN

Beginnen Sie Ihr Mittagessen immer mit etwas Rohkost. Schneiden Sie zum Beispiel Salatgurke, Paprika, Möhre und Staudensellerie in Streifen und geben Sie eine kleine Portion Hummus (**siehe Seite 123**), Avocadomus oder einfach Leinöl dazu.

Wenn es schnell gehen muss, snacken Sie die Gemüsesticks doch gleich während des Kochens. Sollten Sie mittags eine große Salat-Bowl essen, dann können Sie auf die Rohkost vorweg auch mal verzichten, da der Salat Sie ohnehin mit genug Rohkost versorgt. Schauen Sie zur Inspiration für die Zusammenstellung Ihrer Salat-Bowls doch einmal den Baukasten auf **Seite 110** an oder probieren eines der folgenden Rezepte.

Schnelles aus dem Ofen

Auch Ofengemüse ist ein gesundes und mit wenig Aufwand zuzubereitendes Mittagessen: Schnell das Gemüse, das Sie gerade zur Hand haben, waschen –, die Schale bleibt wegen der Nährstoffe ja dran – klein schneiden und ab in den Ofen. Nach 20–25 Minuten wartet ein köstliches Gericht auf Sie.

Und das Beste: Wenn Ofengemüse übrig bleibt, können Sie es am nächsten Tag super für eine Lunch-Bowl verwenden. Geben Sie dann einfach etwas frisches Gemüse, Blattsalate, Kichererbsen und frische Kräuter dazu und toppen Sie das Ganze mit Granatapfelkernen, Leinöl oder Olivenöl. Und schon ist Ihr nächstes Mittagessen fertig.

BROKKOLI-APFEL-SALAT

FRUCHTIG & ANTIENTZÜNDLICH

1 kleine rote Zwiebel • 1 EL Olivenöl • 3 EL Mandeln • 1 Kopf Brokkoli (500 g) • 1 Apfel • ½ Zitrone • 1 gelbe Paprika • 1 Pfirsich (alternativ 1 Nektarine) • 2 EL Granatapfelkerne

Für das Dressing: 1 EL Leinöl • 1 TL Dijonsenf • 1 EL Cashew-Mus • 1 TL Aceto balsamico bianco • ½ Zitrone • 1 TL Dattelsirup (alternativ Agavendicksaft) • Meersalz • Pfeffer

Für 2 Portionen • 15 Min. Zubereitung

1. Zwiebel schälen, in Würfel schneiden und kurz in Olivenöl anschwitzen.
2. Mandeln grob hacken und in einer beschichteten Pfanne ohne Fett kurz rösten.
3. Brokkoli waschen, in Röschen teilen und in eine Schüssel legen. Zwiebel dazugeben. Apfel waschen, vom Kerngehäuse befreien und in mundgerechte Würfel schneiden.
4. Zitrone auspressen und Apfelstücke mit 1 EL Zitronensaft beträufeln, damit sie nicht braun werden. Apfel zum Brokkoli in die Schüssel geben.
5. Paprika waschen und von den Kernen befreien. Pfirsich waschen und entkernen. Beides in mundgerechte Stücke schneiden und ebenfalls in die Schüssel geben – alles vorsichtig vermengen.
6. Für das Dressing alle Zutaten verrühren. Über den Salat gießen und alles gut mischen. Salat mit gerösteten Mandeln und Granatapfelkernen toppen.

DER SALAT-BOWL-BAUKASTEN

Wählen Sie aus diesem Baukasten nach Herzenslust Zutaten aus und bereiten Sie sich damit Ihre Salat-Bowl zu.

Komponenten	Beispiele	Portionen pro Mahlzeit
Gemüse (frisch & gekocht)	Frisch: Blattsalate, Salatgurken, Paprika, Möhren, Tomaten, Staudensellerie, Avocados, Lauch, rote Zwiebeln, Frühlingszwiebeln, Knoblauch Gegart: Süßkartoffeln, Kartoffeln (mit Schale), Paprika, Kürbis, Möhren, Zucchini	Eine Kombination aus verschiedenen Gemüsesorten sollte etwa die Hälfte bis zwei Drittel Ihres Tellers füllen
Frische Kräuter, Sprossen, Nüsse, Kerne & Samen	Petersilie, Dill, Basilikum, Koriander, Schnittlauch, Kresse, verschiedene Sprossen, geschälte Hanfsamen, Leinsamen, Walnuss-, Cashew-, Pekannuss- und Paranusskerne, Sonnenblumen- und Kürbiskerne, Sesam	1–2 EL
Quark & Joghurt	Sojaghurt, Tahin-Dressing, Tsatsiki	1 EL
Gewürze	Kurkuma, Curry, Muskat, Koriander, Kreuzkümmel, Rosmarin, Thymian	Nach Geschmack
Obst	Beeren, Pfirsiche, Nektarinen, Mangos, Äpfel, Granatapfelkerne	Max. 1 Handvoll
Pflanzliches Eiweiß	Kichererbsen, Bohnen, Linsen	1–2 EL
Beilagen	Hirse, Quinoa, Amarant, Natur-Reis	2–3 EL
Öle	Leinöl, Walnussöl, Olivenöl, Hanföl	1–2 EL

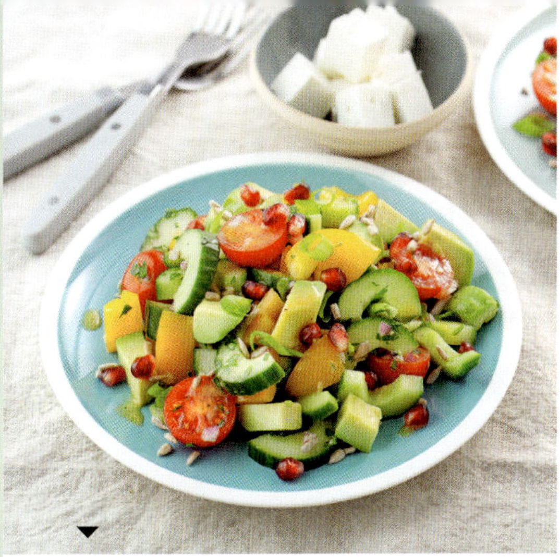

BUNTER BASICSALAT

EXTREM WANDELBAR

1 Salatgurke • 1 Paprika • 1 Becher Kirschtomaten • 1 Avocado • ½ Zitrone • ½ rote Zwiebel • 2 Frühlingszwiebeln • ½ Bund glatte Petersilie • 2 EL Granatapfelkerne • 2 EL Sonnenblumenkerne (alternativ Saaten-Kerne-Mischung)

Optional: hart gekochte Eier in Viertel geschnitten • ½ Becher Kichererbsen (aus der Dose, vorgekocht) • etwas gewürfelter Schafskäse (Feta)

Für das Dressing: 1 kleine Knoblauchzehe • 1 Zitrone • 2 EL Olivenöl • 1 EL Leinöl • 1 TL Dijonsenf • ½ TL Dattelsirup (alternativ Agavendicksaft) • Meersalz • Pfeffer

Für 2 Portionen • 15 Min. Zubereitung

1. Salatgurke waschen, längs halbieren und mit einem Teelöffel entkernen. Dann in halbmondförmige Scheiben schneiden (ca. 0,5 cm dick). Paprika waschen, von den Kernen befreien und in mundgerechte Würfel schneiden. Tomaten waschen und halbieren.
2. Avocado schälen, entkernen und in Würfel schneiden. Zitrone auspressen und die Avocado mit 1 EL Zitronensaft beträufeln, damit sie nicht braun wird.
3. Zwiebel schälen und in feine Würfel schneiden. Frühlingszwiebeln waschen und in Ringe schneiden. Petersilie waschen, trocken schütteln und die Blättchen fein hacken. Alle bisher vorbereiteten Salatzutaten in einer Schüssel gut vermischen.
4. Für das Dressing Knoblauch schälen und pressen. Zitrone halbieren und auspressen. Knoblauch, Zitronensaft und alle weiteren Zutaten gut vermengen.
5. Salat auf zwei Teller verteilen und das Dressing darübergeben. Granatapfelkerne und Sonnenblumenkerne darauf verteilen.
6. Salat nach Geschmack mit geviertelten Eiern, Kichererbsen oder Schafskäse toppen.

AUFBEWAHRUNG & VARIATION

Ohne Dressing ist die Salatmischung im Kühlschrank etwa einen Tag lang haltbar. Oder nehmen Sie Reste einfach mit ins Büro: Wickeln Sie den Salat dafür mit Dressing in einen Wrap ein (einige Supermärkte führen inzwischen auch Dinkel-Wraps). Schon haben Sie einen unkomplizierten und gesunden Snack für unterwegs.

LAUWARME SELLERIE-SÜSSKARTOFFEL-BOWL

SCHMECKT WARM & KALT

1 große Süßkartoffel • 3 EL Olivenöl • 2 Stangen Staudensellerie • 2 Frühlingszwiebeln • 60 g Schafskäse (Feta) • 2 EL Sonnenblumenkerne • ½ Zitrone • ½ TL Senf • 1 EL Weißweinessig • 1 TL Dattelsirup (alternativ Agavendicksaft) • Salz • Pfeffer • 2 EL Granatapfelkerne

Für 2 Portionen • 25 Min. Zubereitung

1. Backofen auf 200° vorheizen. Süßkartoffel schälen, in mundgerechte Stücke schneiden und mit 1 EL Olivenöl vermischen. Dann auf einem mit Backpapier ausgelegten Backblech auf der mittleren Schiene für ca. 20 Min. in den Backofen geben.
2. Währenddessen Sellerie und Frühlingszwiebeln waschen und beides in Ringe schneiden. Feta in Würfel schneiden.
3. Sonnenblumenkerne in einer Pfanne ohne Fett anrösten, bis sie leicht gebräunt sind.
4. Zitrone auspressen. Für das Dressing Zitronensaft, das restliche Olivenöl, Senf, Weißweinessig und Dattelsirup gut vermischen und mit Salz und Pfeffer würzen.
5. Süßkartoffel, Sellerie, Frühlingszwiebeln und Feta mit dem Dressing vermengen. Auf tiefen Tellern anrichten und mit gerösteten Sonnenblumen- und Granatapfelkernen toppen.

ANTI-ENTZÜNDUNGS-BOWL MIT TAHIN

MIT EINER EXTRAPORTION KALZIUM

1 große Süßkartoffel • 1 große Möhre • 3 EL Olivenöl • 1 TL getrockneter Thymian • 1 TL getrockneter Rosmarin • 1 kleiner Zucchino • 1 Paprika • 1 Kopf Brokkoli (500 g) • 1 TL Gemüsebrühe (Instant) • ½ Mango (alternativ Papaya) • 1 Avocado • 1 Zitrone • 10 Kirschtomaten • 200 g Kichererbsen • 2 EL Granatapfelkerne
Für das Dressing: ½ Zitrone • 1 EL Tahin (helle Sesampaste) • 1 EL TK-Kräuter nach Wahl • Salz • Pfeffer

Für 2 Portionen • 20 Min. Zubereitung

1. Süßkartoffel und Möhre schälen und in mundgerechte Stücke schneiden. In eine Schüssel geben und mit 2 EL Olivenöl, Thymian und Rosmarin bestreuen. Alles gut vermischen.
2. Süßkartoffel und Möhre auf ein mit Backpapier ausgelegtes Backblech legen, dabei noch etwas Platz auf dem Blech lassen, und das Blech bei 180° für ca. 20 Min. auf der mittleren Schiene in den Backofen schieben.
3. Zucchino waschen, Paprika waschen und entkernen. Beides ebenfalls in Stücke schneiden und mit dem restlichen Olivenöl vermischen. Nach 10 Min. Backzeit mit auf das Blech im Ofen legen.
4. Brokkoli putzen, waschen und in Röschen teilen. Gemüsebrühe in einem Topf mit

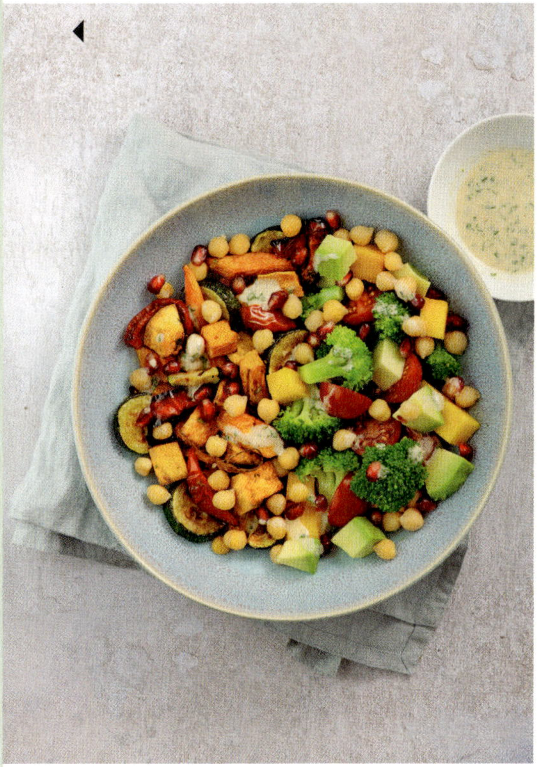

Dünsteinsatz in etwas kochendes Wasser einrühren. 1 Becher Brokkoliröschen bei geschlossenem Deckel max. 5 Min. darin dünsten.

5. Mango und Avocado schälen und entsteinen beziehungsweise entkernen. Beides in Würfel schneiden. Zitrone halbieren und auspressen und die Avocado mit etwas Zitronensaft beträufeln.
6. Tomaten waschen und halbieren.
7. Kichererbsen in ein Sieb geben und mit Wasser spülen, bis das Wasser klar ist.
8. Für das Dressing die Zitrone auspressen und den Saft mit den anderen Dressingzutaten vermischen, bis eine cremige Sauce entstanden ist.
9. Fertiges Ofengemüse auf eine Hälfte eines großen tiefen Tellers füllen. Die andere Hälfte des Tellers mit Brokkoli, Tomaten, Avocado- und Mangowürfeln füllen. Kichererbsen und Granatapfelkerne über das Gericht verteilen und das Dressing darübergeben.

FREIES SPIEL

Die Zutaten in diesem Rezept sollen nur als Inspiration dienen. Geben Sie beim nächsten Mal zum Beispiel normale Kartoffeln und Hokkaido-Kürbis in den Ofen, dünsten Sie Blumenkohlröschen anstelle von Brokkoli. Nehmen Sie einfach, was Sie im Kühlschrank haben. Es dürfen auch mal weniger Zutaten sein. Anstelle von Granatapfelkernen können Sie das Gericht auch mit Sonnenblumenkernen oder Nüssen toppen und, und, und ...

TAHIN

Tahin (auch Tahini) ist eine Sesampaste aus der arabischen Küche und liefert uns eine Extraportion Kalzium. Mit etwas Zitronensaft und Kräutern angerührt, passt es als cremige gesunde Sauce zu sämtlichen Gemüsesorten – egal ob roh, im Ofen gegart oder gedünstet.

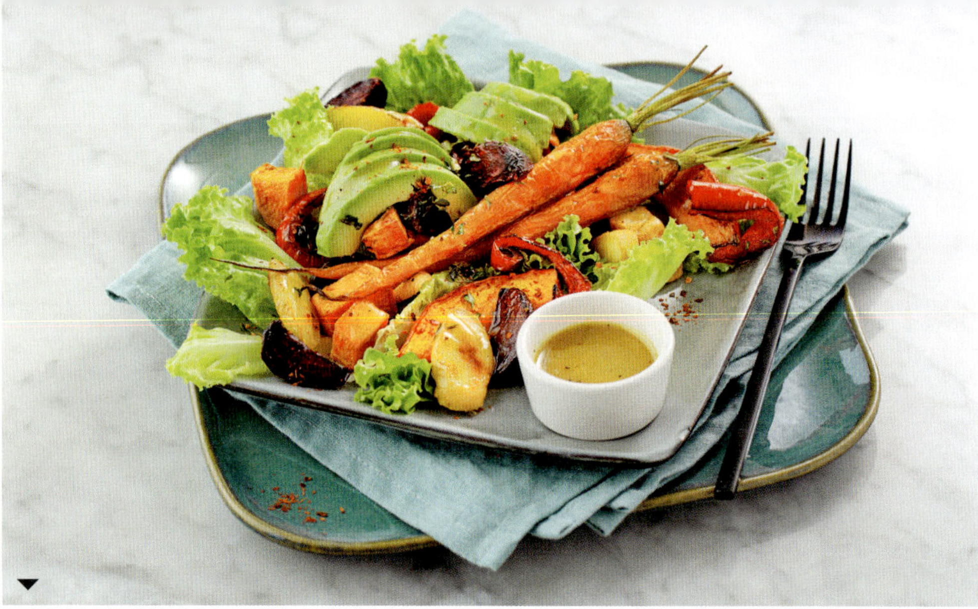

SCHNELLES OFENGEMÜSE MIT AVOCADO

UNKOMPLIZIERT & ANTIENTZÜNDLICH

Für das Ofengemüse: Gemüse nach Wahl (zum Beispiel Süßkartoffeln, Paprika, Möhren, Rote Beten, Kürbis, Pastinaken – insgesamt ca. 600 g) • 3 EL Olivenöl • Meersalz • Pfeffer • 4 Stängel Thymian • 2 Zweige Rosmarin • 1 weiche Avocado • ½ Endiviensalat • Chiliflocken

Für das Dressing: ½ Zitrone • 1 EL Senf • 1 EL Ahornsirup • 6 EL Olivenöl • Salz • Pfeffer

Für 2 Portionen • 45 Min. Zubereitung • S

1. Den Backofen auf 200° vorheizen.
2. Das Ofengemüse waschen, putzen, gegebenenfalls schälen und grob in mundgerechte Stücke schneiden. In eine große Schüssel geben, Olivenöl darübergießen und mit Meersalz und Pfeffer würzen.
3. Thymian und Rosmarin waschen, trocken schütteln und klein zupfen beziehungsweise schneiden. Kräuter zum Gemüse geben und alles gut vermischen.
4. Gemüse auf ein mit Backpapier belegtes Backblech legen und auf der mittleren Schiene für 20–30 Min. in den Ofen geben. Das Gemüse ist fertig, wenn es weich ist.
5. In der Zwischenzeit die Avocado schälen, entkernen und in Scheiben schneiden. Endiviensalat waschen und in mundgerechte Stücke zupfen.
6. Für das Dressing Zitrone auspressen und den Saft mit den anderen Dressingzutaten gut verrühren.
7. Das fertige Ofengemüse aus dem Ofen holen und vorsichtig 2 Handvoll Salat sowie Avocadoscheiben daruntermischen. Mit Chiliflocken betreuen, Dressing darübergeben und servieren.

SÜSSKARTOFFEL MIT EI UND AVOCADO

VIELE WERTVOLLE FETTSÄUREN

2 Süßkartoffeln • 2 EL Olivenöl • je 1 TL getrockneter Thymian und Rosmarin • Salz • Pfeffer • 2 weiche Avocados • 1 Zitrone • 2 Eier • 2 EL Leinöl (alternativ Hanföl) • 4 EL Granatapfelkerne • 2 EL Hanfsamen
Außerdem: Kokosfett zum Braten

Für 2 Portionen • 20 Min. Zubereitung • Ⓢ

1. Süßkartoffeln schälen und in mundgerechte Stücke schneiden, in eine Schale geben und mit Olivenöl, Thymian, Rosmarin sowie etwas Salz und Pfeffer gut vermischen. Auf einem mit Backpapier belegten Backblech verteilen und bei 200° für ca. 20 Min. auf der mittleren Schiene in den Ofen geben.
2. In der Zwischenzeit die Avocados schälen, entkernen und in mundgerechte Stücke schneiden. Zitrone halbieren, auspressen und Avocadostücke mit 1 EL Zitronensaft beträufeln.
3. Kurz bevor die Süßkartoffeln fertig sind, in einer beschichteten Pfanne in Kokosfett die Spiegeleier braten.
4. Die weichen Süßkartoffelstücke aus dem Ofen nehmen, in tiefe Teller geben und Avocadowürfel sowie Leinöl darüber verteilen. Nun vorsichtig je 1 Spiegelei daraufsetzen und mit Granatapfelkernen und Hanfsamen toppen. Bei Bedarf mit Pfeffer und Salz nachwürzen.

SPORTZEIT

Nutzen Sie Garzeiten, wenn sonst gerade nichts zu tun ist, für eine kleine Sporteinheit. Schon ein paar Sit-ups oder Kniebeugen tragen zu Ihrer Fitness bei. Bei allen Gerichten, die sich dafür anbieten, finden Sie nach der Angabe zur Zubereitungszeit dieses Zeichen: Ⓢ
Wenn Sie beispielsweise das Rezept dieser Seite kochen, bleiben Ihnen sicher 10 Minuten Sportzeit, während die Süßkartoffeln im Ofen sind.

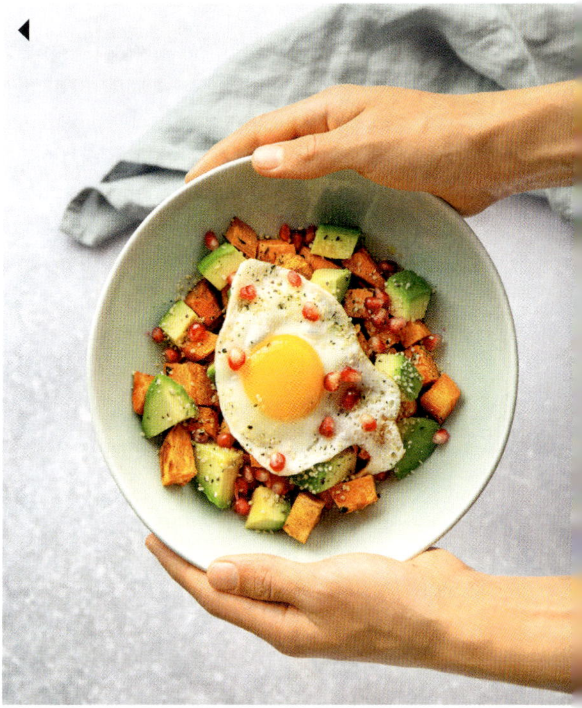

ASIATISCHE GEMÜSE-PFANNE MIT TOFU

MIT WERTVOLLEM PFLANZLICHEM EIWEISS

100 g Tofu • 4 EL helles Sesamöl • 1 rote Zwiebel • 1 Paprika • 1 Zucchino • 3 Frühlingszwiebeln • 50 ml Gemüsebrühe • 2 EL Teriyaki-Sauce • 2 TL Sesamsamen (alternativ Sojasprossen)

Für 2 Portionen • 20 Min. Zubereitung

1. Tofu würfeln und in einer beschichteten Pfanne in 1–2 EL Sesamöl von allen Seiten knusprig anbraten, dabei regelmäßig wenden. Dann auf Küchenpapier legen und zur Seite stellen.
2. Während der Tofu brät, Zwiebel schälen und grob würfeln. Paprika waschen und von den Kernen befreien. Zucchino waschen. Beides in Würfel schneiden. Frühlingszwiebeln ebenfalls waschen, putzen und in schräge Streifen schneiden.
3. Zunächst die Zwiebel in 1 TL Öl andünsten, dann Paprika und Zucchini dazugeben, kurz anbraten und mit Gemüsebrühe ablöschen. 3–4 Min. köcheln lassen, das Gemüse soll noch Biss behalten. Ganz am Ende kurz die Tofuwürfel und die Frühlingszwiebeln dazugeben.
4. Das Gemüse in tiefen Tellern anrichten. Teriyaki-Sauce sowie das restliche Sesamöl darüber verteilen und mit Sesamsamen toppen.

JOKER-CURRY MIT KARTOFFELN

UNENDLICH WANDELBAR

8 kleine Kartoffeln (zum Beispiel Drillinge) • Salz • 1 rote Zwiebel • 1 Stück Ingwer (2 cm) • Gemüse nach Wahl (zum Beispiel Paprika, Brokkoli, Champignons, grüner Spargel, TK-Erbsen, Zucchini) • ½ TL Currypulver • ½ Orange • 200 ml Gemüsebrühe • 100 ml Kokosmilch • ½ TL gemahlene Kurkuma • 1 Msp. Chiliflocken • 1 Msp. gemahlener Kreuzkümmel • 1 Msp. geriebene Muskatnuss • 1 Msp. gemahlener Koriander • ½ Bund Koriandergrün

Für 2 Portionen • 30 Min. Zubereitung

1. Kartoffeln mit Schale 20 Min. in Salzwasser garen, mit kaltem Wasser kurz abschrecken und in Scheiben schneiden.
2. Währenddessen die rote Zwiebel und den Ingwer schälen und in Würfel schneiden.
3. Gemüse waschen, putzen, gegebenenfalls schälen und in mundgerechte Stücke schneiden.
4. Zunächst Zwiebel und Ingwer mit Curry in einer beschichteten Pfanne dünsten, dann 2 Becher Gemüse hinzugeben und kurz weiterdünsten.
5. Orange auspressen. Saft und Gemüsebrühe zum Gemüse geben, 5–10 Min. bei kleiner Hitze köcheln lassen (das Gemüse soll knackig bleiben).
6. Dann die Kartoffelscheiben dazugeben und die Kokosmilch angießen. Mit Kur-

kuma, Chiliflocken, Kreuzkümmel, Muskat und gemahlenem Koriander abschmecken.

7. Koriandergrün waschen, trocken schütteln und die Blättchen klein hacken. Das Curry in tiefen Tellern anrichten und mit dem gehackten Koriander bestreut servieren.

EINFACH MAL DEN JOKER SETZEN

Dieses Curry ist ein Joker-Gericht, da es sehr wandelbar ist. Nehmen Sie beim nächsten Mal andere Gemüsesorten (zum Beispiel Süßkartoffeln, Erbsenschoten, Kürbis, Paprika), geben Sie Kichererbsen kurz vor Schluss hinzu, verfeinern Sie das Curry am Ende mit Sprossen, Babyspinat und etwas Limettensaft, geben Sie geröstete Cashewkerne oder Granatapfelkerne als Topping darüber, machen Sie sich aus veganem Naturjoghurt und einem Bund gehacktem Koriander einen Dip dazu …
Ihrer Kreativität sind keine Grenzen gesetzt. Es ist meist einfacher, Rezepte abzuwandeln, als ständig etwas ganz Neues zu kochen. Außerdem sind Currys perfekt, um möglichst viele Anti-Arthrose-Gewürze schmackhaft unterzubringen. Auch das Anti-Arthrose-Gewürz-Trio aus 1 Msp. geriebener Muskatnuss und je 1 Msp. gemahlenem Kreuzkümmel und Koriander (**siehe Seite 44**) passt hier hervorragend.

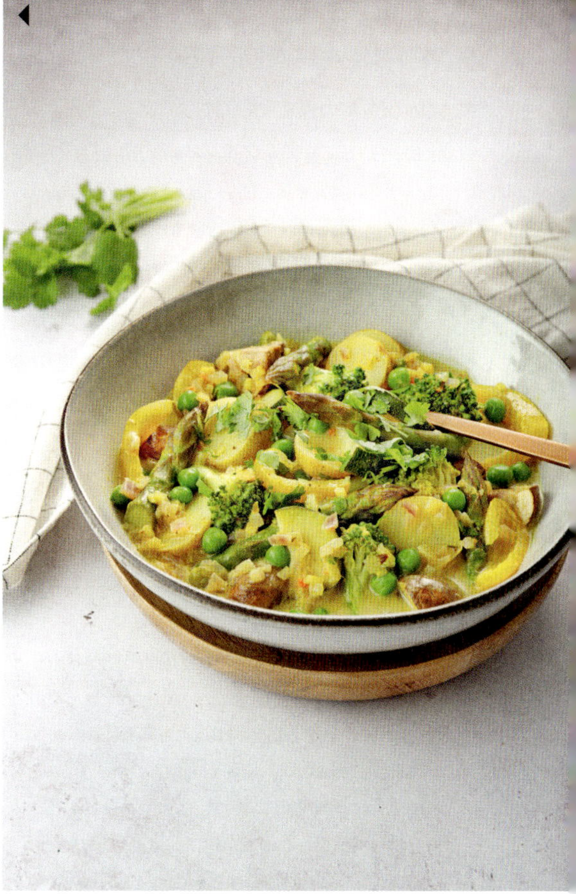

DARMBAKTERIEN LIEBEN RESISTENTE STÄRKE

Kochen Sie Kartoffeln wenn möglich schon am Vortag und lagern Sie sie im Kühlschrank. So profitieren Ihre Darmbakterien zusätzlich von der resistenten Stärke, die sich in den Kartoffeln dann bildet.

MIT TABOULÉ GEFÜLLTE PAPRIKAHÄLFTEN

BESONDERS VIELE KRÄUTER

½ Becher Hirse • ½ rote Zwiebel • ½ Bund glatte Petersilie • 1 Bund Koriandergrün • 1 Stängel Minze • 1 große feste Tomate • 1 Zitrone • ½ Becher Sojaghurt • 3 EL Olivenöl • 2 EL Leinöl • 3 EL Granatapfelkerne • Salz • Pfeffer • 2 Paprika

Für 2 Portionen • 20 Min. Zubereitung

1. Hirse nach Packungsanleitung kochen und zur Seite stellen, abkühlen lassen.
2. Zwiebel schälen und fein würfeln, Petersilie, Koriander und Minze waschen, trocken schütteln und die Blättchen getrennt voneinander fein hacken. Tomate waschen, das Fruchtfleisch innen entfernen und die restliche Tomate in feine Würfel schneiden. Zitrone halbieren und auspressen.
3. Sojaghurt, die Hälfte des Korianders und 2 EL Olivenöl sowie das Leinöl in einem Mixer mixen (alternativ mit dem Pürierstab oder mit der Hand gut verrühren).
4. In einer Schüssel jetzt für das Taboulé Hirse, Tomatenwürfel, Zwiebelwürfel, Granatapfelkerne, Zitronensaft, Minze und Petersilie gut vermischen, mit Salz und Pfeffer würzen.
5. Paprika waschen, der Länge nach halbieren und entkernen.
6. Auf einem Teller 1 EL Sojaghurt verteilen und zwei Paprikahälften nebeneinander in das Sojaghurt-Bett setzen. In die leeren Paprikahälften nun jeweils 1–2 EL Sojaghurt füllen, sodass der Boden bedeckt ist, und die Paprika dann mit Taboulé großzügig auffüllen. Ein wenig Olivenöl und einen Klecks Sojaghurt als Abschluss darübergeben, mit dem restlichen Koriander toppen und servieren. Den zweiten Teller genauso anrichten.

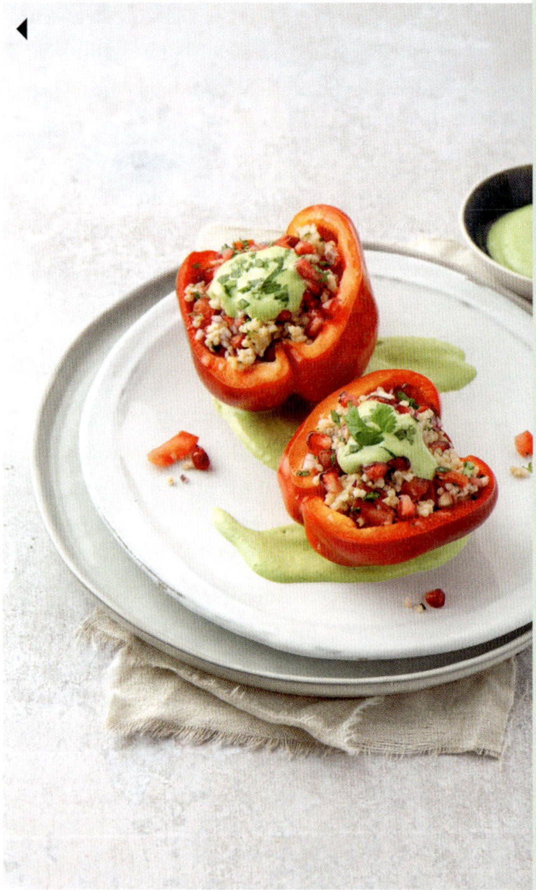

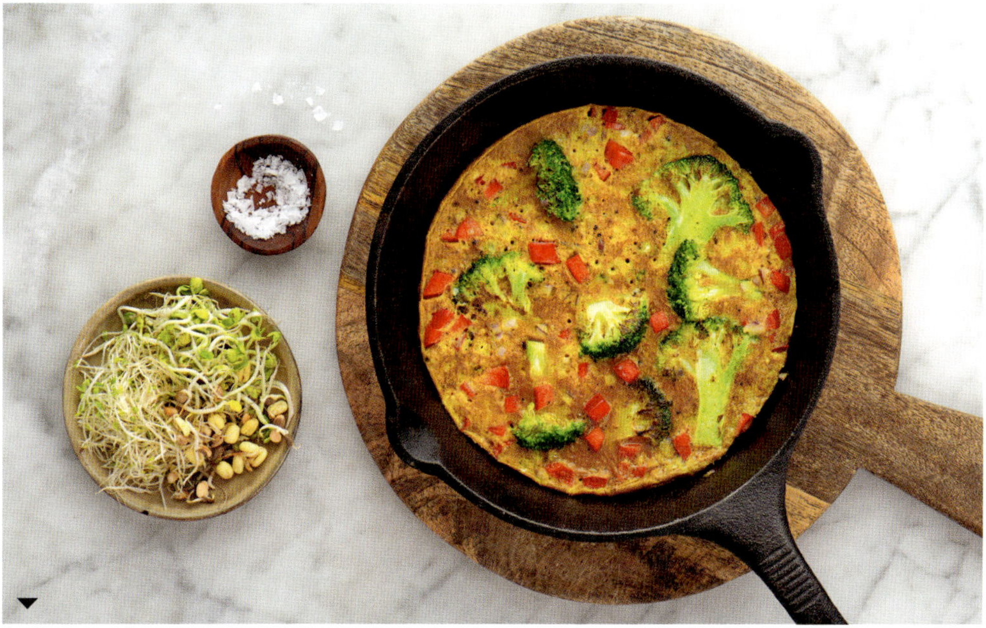

BROKKOLI-OMELETTE MIT KURKUMA

ENTZÜNDUNGSSENKEND & SÄTTIGEND

1 kleine rote Zwiebel • ½ Kopf Brokkoli (250 g) • ½ rote Paprika • 1 EL Olivenöl • 2 Eier • 1 EL Pflanzendrink • ½ TL Currypulver • ½ TL gemahlene Kurkuma • Salz • Pfeffer

Außerdem: nach Belieben Kresse oder Sprossen als Topping

Für 2 Portionen • 15 Min. Zubereitung

1. Die Zwiebel schälen und in Würfel schneiden. Brokkoli waschen, putzen, die Röschen abtrennen und in Scheiben schneiden. Paprika ebenfalls waschen, von den Kernen befreien und in feine Würfel schneiden.
2. Olivenöl in einer beschichteten Pfanne erhitzen, Zwiebel 2–3 Min. anbraten, Brokkoli und Paprika dazugeben und bei mittlerer Hitze weitere 3 Min. anbraten (etwas Wasser dazugeben, falls das Gemüse droht zu verbrennen).
3. In der Zwischenzeit Eier, Pflanzendrink, Curry und Kurkuma mit einer Gabel verquirlen. Die Mischung mit etwas Pfeffer und Salz würzen.
4. Die verquirlten Eier über das Pfannengemüse gießen und bei geschlossenem Deckel stocken lassen. Wer mag, toppt das Omelette mit Kresse oder Sprossen.

DINKELSPAGHETTI MIT GEMÜSESAUCE

SCHNELLES PASTAGERICHT

250 g Dinkelvollkornspaghetti • 1 Knoblauchzehe • 1 kleine rote Zwiebel • 1 große Möhre • 1 Zucchino • 1 rote Paprika • 3 Stängel glatte Petersilie • 2 EL Olivenöl • 1 EL Tomatenmark • 1 TL Agavendicksaft

Für 2 Portionen • 15 Min. Zubereitung

1. Vollkornspaghetti nach Packungsanleitung kochen.

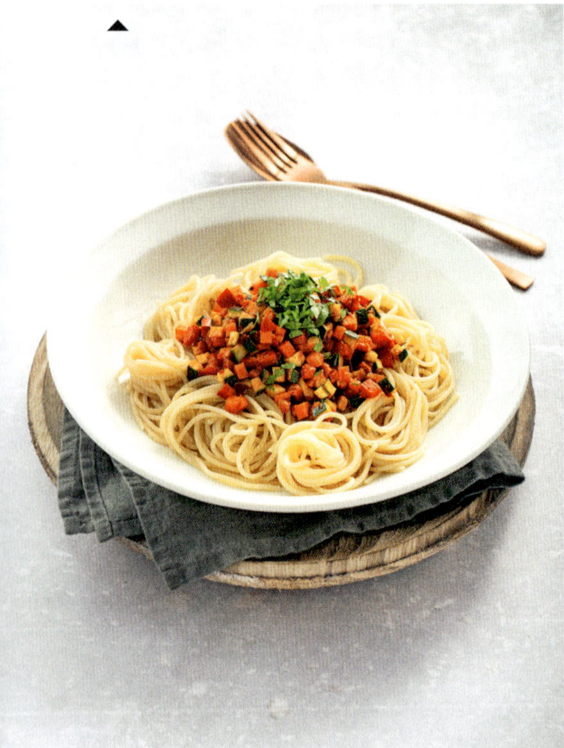

2. In der Zwischenzeit Knoblauch und Zwiebel schälen und fein hacken. Möhre schälen, Zucchino und Paprika waschen und putzen. Das Gemüse in feine Würfel schneiden. Petersilie waschen, trocken schütteln und die Blättchen hacken.
3. Zwiebel und Knoblauch in einer beschichteten Pfanne in 1 EL Olivenöl anbraten, Tomatenmark dazugeben, kurz anschwitzen, dann die Gemüsewürfel und das restliche Olivenöl sowie Agavendicksaft dazugeben und alles kurz anbraten.
4. Fertige Spaghetti abgießen und die Sauce darübergeben. Mit Petersilie toppen.

PELLKARTOFFELN MIT RÄUCHERLACHS

BLITZREZEPT MIT GUTEN FETTSÄUREN

16 kleine Kartoffeln (zum Beispiel Drillinge) • Salz • ½ Bund Schnittlauch • 1 EL Leinöl • 200 g Kräuterquark (Magerstufe) • 3 Scheiben Räucherlachs (alternativ Stremellachs)

Für 2 Portionen • 25 Min. Zubereitung

1. Kartoffeln waschen und mit Schale in Salzwasser ca. 20 Min. kochen.
2. In der Zwischenzeit Schnittlauch waschen, trocken schütteln und in feine Röllchen schneiden. Schnittlauch mit Leinöl zum Kräuterquark geben. Alles gut vermischen.
3. Fertige Kartoffeln auf zwei Teller verteilen und mit Kräuterquark und Räucherlachs angerichtet servieren.

OFENGEMÜSE MIT LACHS

VIELE GUTE FETTSÄUREN

Ofengemüse nach Wahl (zum Beispiel Kartoffeln, Paprika, Pastinaken, Möhren, Fenchel, Kirschtomaten, Zucchini) • 4 EL Olivenöl • Salz • Pfeffer • je ½ TL getrockneter Rosmarin und Thymian • 50 ml Weißwein • 1 TL Agavendicksaft • 2 Lachsfilets (alternativ TK-Lachs) • 1 Bio-Zitrone

Für 2 Portionen • 1 Std. Zubereitung • S

1. Backofen auf 180° vorheizen.
2. Gemüse waschen, putzen oder schälen und in mundgerechte Stücke schneiden.
3. 2 EL Olivenöl in einer Auflaufform verteilen, Gemüsewürfel daraufgeben, sodass der Boden der Form gut bedeckt ist. Mit Salz, Pfeffer und Kräutern würzen. Weißwein angießen, den Agavendicksaft über dem Gemüse verteilen und alles für 45 Min. auf der mittleren Schiene in den Backofen geben.
4. In der Zwischenzeit den Lachs unter kaltem Wasser abbrausen, trocken tupfen und leicht salzen und pfeffern. Die Zitrone waschen und in Scheiben schneiden. Das restliche Olivenöl auf den Lachs geben und Zitronenscheiben darauf verteilen. Nach 45 Min. den Lachs vorsichtig auf das Ofengemüse setzen, die Hitze auf 200° erhöhen und den Lachs 8–10 Min. mitgaren.
5. Die Auflaufform aus dem Ofen nehmen und den Lachs mit dem Gemüse anrichten.

STAMPFKARTOFFELN MIT GRÜNER SAUCE

UNKOMPLIZIERT & REICH AN KRÄUTERN

16 kleine Kartoffeln (zum Beispiel Drillinge) • Salz • 75 g Sojaghurt (alternativ: 1 Becher körniger Frischkäse) • Kräuter nach Wahl (zum Beispiel Petersilie, Schnittlauch, Zitronenmelisse, Borretsch, Kerbel, Kresse) • ¼ kleine rote Zwiebel • ½ Knoblauchzehe • ½ Zitrone • 1 EL Leinöl • Pfeffer • 2 Rollmöpse

Für 2 Portionen • 25 Min. Zubereitung • S

1. Kartoffeln gut waschen und mit Schale in Salzwasser weich kochen.
2. Für die Sauce den Sojaghurt in eine kleine Schüssel geben. Kräuter waschen, trocken schütteln und klein hacken. Ein paar Kräuter zum Garnieren beiseitelegen. Zwiebel schälen und in Würfel schneiden. Knoblauch schälen und pressen. Zitrone auspressen. Kräuter, Zwiebel und Knoblauch mit Leinöl und 1 TL Zitronensaft verrühren. Mit Salz und Pfeffer abschmecken.
3. Fertige Kartoffeln zum Servieren in tiefe Teller legen, mit einer Gabel grob zerdrücken und die Kräutersauce daraufgeben. Die Rollmöpse darauflegen, mit etwas Zitronensaft beträufeln und das Gericht mit den restlichen Kräutern bestreut servieren.

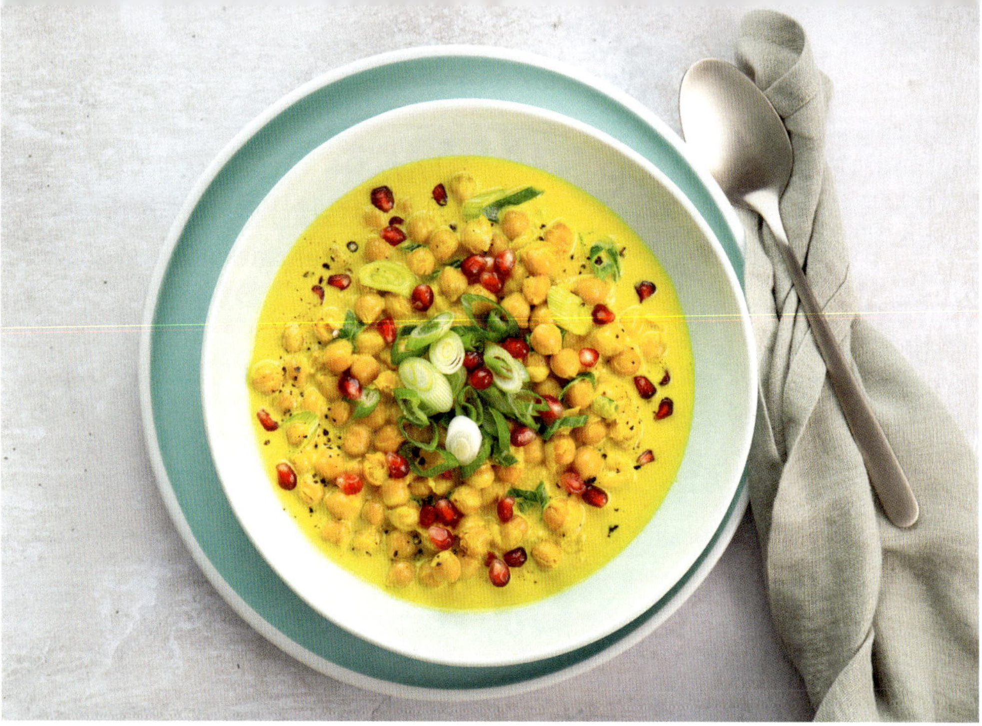

ABENDS: BROTZEIT, SUPPEN & LEICHTE GEMÜSEGERICHTE

Ihr Abendessen darf und sollte leicht sein. Zaubern Sie sich zum Beispiel eine schnelle nährstoffreiche Brotzeit mit gesundem Dinkelbrot, köstlichen pflanzlichen Belägen, Dips und zusätzliche Snacks. Aber essen Sie Rohkost am Abend nur, wenn Sie sie auch gut vertragen. Oder wie wäre es stattdessen mit einer warmen Gemüsesuppe zum Abschluss des Tages? Alle Suppen, die ich Ihnen hier vorstelle, enthalten besonders viele wohltuende entzündungshemmende Gewürze und versorgen Sie darüber hinaus mit vielfältigen Nährstoffen. Bei großem Hunger können Sie Brot und Suppe auch kombinieren. Wenn Ihnen nach einem langen Tag eher nach einem warmen Gemüsegericht ist, können Sie sich natürlich auch von den Mittagsgerichten (**siehe Seite 108**) inspirieren lassen.

ABENDESSEN

Vielleicht sind Sie abends manchmal zu müde zum Kochen oder Sie kommen mit ganz großem Hunger heim. Dann ist es wichtig, dass das Abendessen schnell auf den Tisch kommt und trotzdem gesund ist. Kochen Sie von den Suppen in diesem Kapitel doch immer gleich die doppelte Menge und frieren Sie den Rest portionsweise ein – so haben Sie immer ein schnelles Gericht zur Hand. Wenn Sie von der Suppe allein nicht satt werden, essen Sie dazu 1 Scheibe geröstetes Dinkelbrot mit einem leckeren Dip, der vielleicht auch schon im Kühlschrank steht.

GELENK-DIP MIT KURKUMA UND INGWER

PERFEKT ZU GEMÜSESTICKS

125 g Magerquark (alternativ Joghurt) • 1 TL Leinöl • ½ TL gemahlene Kurkuma • 1 Prise Pfeffer • 1 Stück Ingwer (1 cm) • 1 Msp. Chilipulver

Für 2 Portionen • 5 Min. Zubereitung

1. Magerquark in eine Schale geben und Leinöl dazugießen. Mit Kurkuma und Pfeffer würzen und alles gut verrühren.
2. Ingwer schälen und fein hacken. Dann mit dem Chilipulver zum Quark geben und nochmals alles gut vermischen. Nach Belieben etwas Wasser dazugeben für mehr Cremigkeit.

HUMMUS-DIP

CREMIG & FARBENFROH

1 Dose Kichererbsen (240 g Abtropfgewicht) • 1 Knoblauchzehe • 1 Zitrone • 2 EL Olivenöl • 1 TL Tahin (Sesampaste)

Außerdem: etwas Olivenöl zum Bedecken • Paprikapulver

Für 2 Portionen • 5 Min. Zubereitung

1. Kichererbsen in einem Sieb waschen, bis das Wasser klar ist. Knoblauch schälen. Die Zitrone halbieren, auspressen und den Saft mit allen anderen Zutaten und ca. 125 ml Wasser in einen Mixer geben und alles fein pürieren (alternativ mit dem Pürierstab).
2. Ist der Hummus zu fest, noch etwas Wasser hinzufügen. Hummus in ein Schraubglas füllen, mit etwas Olivenöl bedecken und mit Paprikapulver bestreuen. Der Dip ist im Kühlschrank drei bis vier Tage haltbar.

VIELSEITIG VERWENDEN

Der Dip passt gut zu Gemüsesticks, Salat-Bowls oder als Aufstrich zu Brot. Für einen zusätzlichen Farb- und Vitaminkick geben Sie noch 1 Handvoll Babyspinat oder 1–2 vorgekochte Rote Beten mit in den Mixer.

DER BROTZEIT-BAUKASTEN

Wählen Sie aus diesem Baukasten Dinkelbrot als Basis, belegen Sie es nach Herzenslust, toppen Sie es mit Kräutern und lassen Sie sich zu weiteren Snacks und Beilagen für Ihr gesundes Abendessen inspirieren.

Komponente	Beispiele
Dinkelbrot (eventuell geröstet) belegt mit …	… Gelenk-Dip mit Kurkuma und Ingwer (**siehe Seite 123**) … Avocadoscheiben/Avocadomus mit Zitronensaft, Chiliflocken und Leinöl … pflanzlichen Aufstrichen (aus dem Supermarkt, Drogeriemarkt, Biomarkt) und Gemüsestreifen oder -scheiben … Mandel- oder Cashewmus … veganem Frischkäse + frischer Kresse oder Schnittlauchröllchen … Räuchertofu in dünnen Scheiben (köstlich mit etwas Senf darauf) … Hummus … pflanzlicher Butter und Tomatenscheiben
Frische Kräuter & Sprossen als Topping	Petersilie, Dill, Basilikum, Koriandergrün, Schnittlauch, Kresse, Sprossen nach Geschmack (zum Beispiel Brokkoli-Sprossen)
Weitere Snacks & Beilagen	Kichererbsen, Rollmöpse, Bratheringe, geräucherte Forellenfilets, Stremellachs, Bismarckheringe, saure Gurken, eingelegte Rote Beten, Nüsse, Kerne, Hanfsamen
Rohkost (zum Beispiel mit Hummus-Dip, **siehe Seite 123**)	Salatgurke, Radieschen, Paprikastreifen, Kirschtomaten, Möhrensticks, Kohlrabischeiben, Avocado
Öle	Leinöl, Walnussöl, Olivenöl

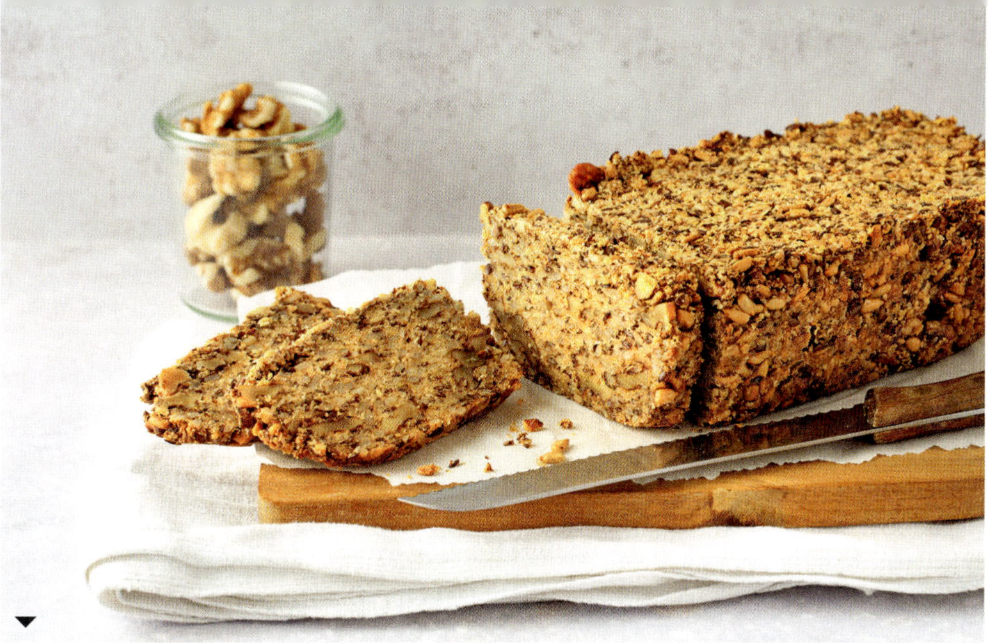

KNACKIGES KÖRNERBROT GANZ OHNE MEHL

NUSSIG & MIT BISS

1 Becher Walnusskerne (alternativ Mandeln) • 1½ Becher Hirseflocken (alternativ Hafer- oder Dinkelflocken oder eine Mischung) • 1 Becher Sonnenblumenkerne • ½ Becher geschroteter Leinsamen • 4 EL Flohsamenschalen • 2 EL Chia-Samen • 1 TL Steinsalz • 3 EL Kokosöl • 1 EL Dattelsirup (alternativ Agavendicksaft)

Für 1 Brot • 10 Min. Zubereitung • mind. 2 Std. Ruhen • 1 Std. 10 Min. Backen • S

1. In einer großen Schale alle trockenen Zutaten vermengen.
2. Kokosöl kurz auf Herd oder Heizung schmelzen, dann mit dem Dattelsirup und 1½ Becher Wasser in einer kleinen Schüssel vermengen. Flüssigkeit über die trockenen Zutaten geben und alles mit einem Löffel gut vermischen.
3. Eine große Kastenform mit Backpapier auslegen, die Teigmasse hineingeben und die Oberfläche glatt streichen.
4. Den Teig mind. 2 Std. – am besten über Nacht – bei Raumtemperatur mit einem Geschirrtuch abgedeckt ruhen lassen.
5. Den Backofen kurz vor Ende der Ruhezeit auf 175° vorheizen.
6. Die Kastenform auf der mittleren Schiene in den Ofen stellen und das Brot 20 Min. backen. Dann herausholen, aus der Form nehmen und ohne Form auf einem Gitterrost für weitere 50 Min. bei derselben Temperatur weiterbacken.
7. Das Brot vor dem Servieren auf einem Kuchengitter gut abkühlen lassen.

MÖHREN-PASTINAKEN-SUPPE

EINFACH & ENTZÜNDUNGSHEMMEND

300 g Pastinaken • 200 g Möhren • 1 EL Olivenöl • 1 Stück Ingwer (2 cm) • 1 l Gemüsebrühe • Salz • Pfeffer • ½ TL gemahlener Kreuzkümmel • 1 EL Hanfsamen

Für 2 Portionen • 30 Min. Zubereitung • S

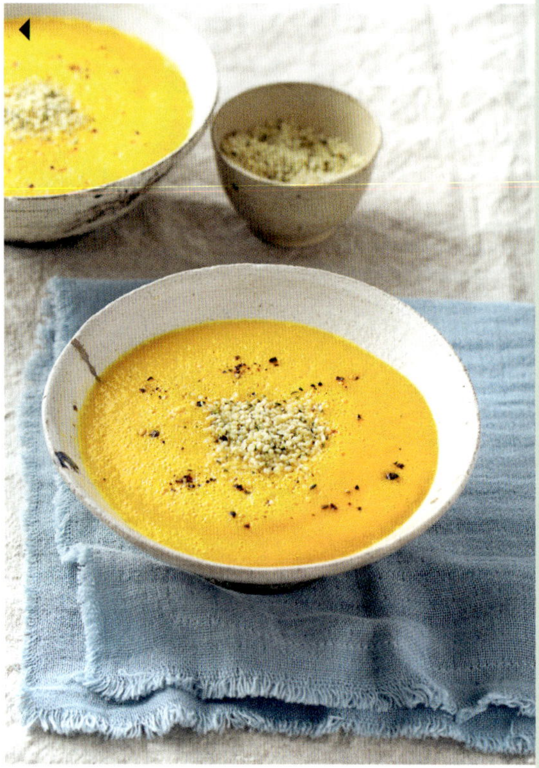

1. Pastinaken und Möhren schälen (bei Bio-Möhren Schale dranlassen), in Würfel schneiden und in Olivenöl in einem Topf andünsten. Ingwer schälen, fein hacken und mit andünsten.
2. Mit Gemüsebrühe aufgießen und 20 Min. köcheln lassen. Mit Salz, Pfeffer und Kreuzkümmel nach Geschmack würzen und anschließend fein pürieren (mit dem Pürierstab im Topf oder in einem Mixer).
3. Die Suppe mit Hanfsamen toppen.

MÖHRENSUPPE MIT ROTEN LINSEN

BALLASTSTOFFREICHES BLITZGERICHT

1 rote Zwiebel • 3 Möhren • ⅓ Becher rote Linsen (75 g) • 1 TL gemahlene Kurkuma • 1 EL Currypulver • 400 ml Gemüsebrühe • 400 ml passierte Tomaten • ½ Bund Koriandergrün • 1 EL Granatapfelkerne

Außerdem: Olivenöl zum Andünsten

Für 2 Portionen • 25 Min. Zubereitung • S

1. Die Zwiebel schälen und fein würfeln. Möhren schälen und ebenfalls würfeln.
2. Zwiebel in etwas Olivenöl andünsten, Linsen, Möhren, Kurkuma und Curry dazugeben und ca. 2 Min. anschwitzen. Mit Brühe und passierten Tomaten ablöschen, kurz aufkochen und 20 Min. köcheln lassen.
3. In der Zwischenzeit den Koriander waschen, trocken schütteln und die Blättchen fein hacken.
4. Suppe in Schalen geben und mit Koriander und Granatapfelkernen toppen.

BUNTE SUPPE MIT MARKTGEMÜSE

VITAMINE SATT

2 große Kartoffeln • 4 Möhren • 1 Stange Lauch • ½ Sellerie • ½ Bund glatte Petersilie (alternativ TK-Petersilie) • 4 EL Gemüsebrühe (Instant) • ½ TL geriebene Muskatnuss
Außerdem: ½ Becher Quinoa (alternativ Natur-Reis) als Einlage nach Belieben

Für 2 Portionen • 30 Min. Zubereitung

1. Kartoffeln und Gemüse gut waschen, putzen, möglichst nicht schälen (Bioware) und alles in mundgerechte Stücke schneiden. Petersilie waschen, trocken schütteln und die Blättchen klein hacken.
2. In einem großen Topf 2 l Wasser zum Kochen bringen und Gemüsebrühe einrühren. Alle Gemüsewürfel außer dem Lauch dazugeben und 10 Min. kochen lassen.
3. Nach 10 Min. den Lauch und nach Belieben Quinoa als Einlage hinzugeben und alles nochmals ca. 10 Min. kochen, bis das Gemüse weich ist.
4. Die Suppe mit Muskat und gegebenenfalls noch etwas Gemüsebrühe abschmecken. Die gehackte Petersilie daraufstreuen und sofort heiß servieren.

FÜR KALTE TAGE

Diese Suppe können Sie auch wunderbar einfrieren. So haben Sie ein gesundes Gericht im Tiefkühler für Tage, an denen es mal schnell gehen muss. Kaufen Sie die Zutaten doch auf dem Wochenmarkt ein. Das macht Spaß und Sie können sicher sein, frische lokale Produkte zu bekommen.

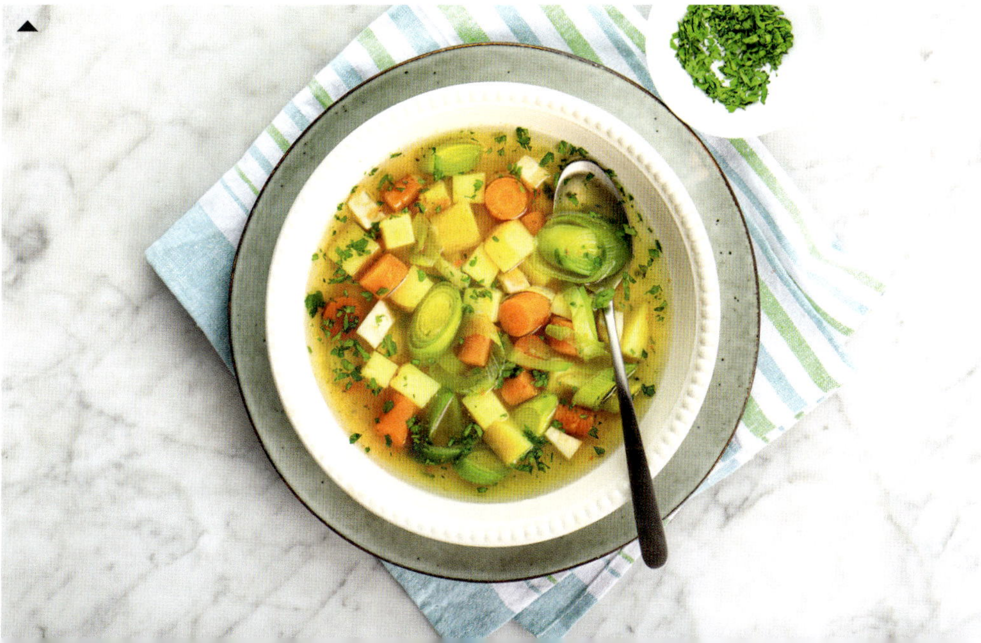

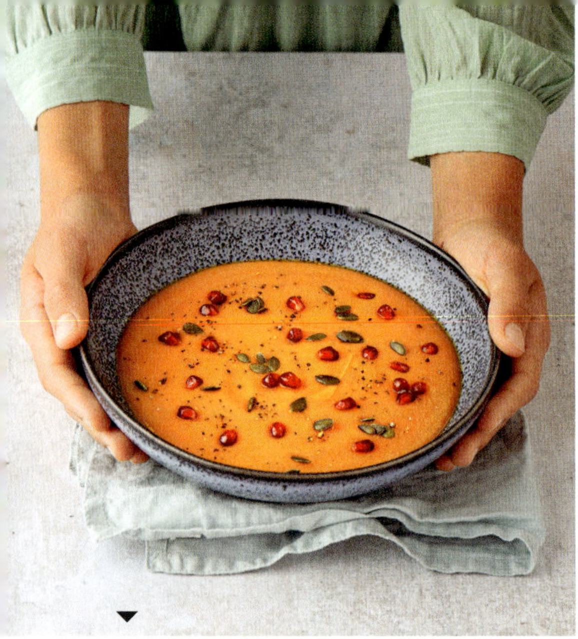

ANTI-ENTZÜNDUNGS-KÜRBISSUPPE

GESUNDER KLASSIKER FÜR DEN HERBST

2 kleine Hokkaido-Kürbisse • 2 EL Dattelsirup (alternativ Agavendicksaft) • 1 große Gemüsezwiebel • 1 Stück Ingwer (2 cm) • 2 Bio-Möhren • 1 Apfel (zum Beispiel Braeburn) • 500 ml Gemüsebrühe • Salz • Pfeffer • ½ TL gemahlene Kurkuma • ½ TL geriebene Muskatnuss • 1 Prise Zimt • 1 EL Kürbiskerne • 1 EL Granatapfelkerne
Außerdem: Kokosfett (alternativ Butterschmalz) zum Anbraten

Für 2 Portionen • 30 Min. Zubereitung • 1 Std. Garen • Ⓢ

1. Backofen auf 180° vorheizen.
2. Die Kürbisse waschen, halbieren und entkernen. Die Schnittflächen mit Dattelsirup bestreichen und die Kürbishälften auf einem mit Backpapier ausgelegten Blech für 1 Std. auf der mittleren Schiene in den Ofen geben. Der Kürbis ist fertig, wenn das Fruchtfleisch weich ist.
3. In der Zwischenzeit Zwiebel und Ingwer schälen und fein würfeln. Möhren waschen und ungeschält in Scheiben schneiden. Apfel waschen, entkernen und in Würfel schneiden.
4. Den Kürbis aus dem Backofen nehmen und den Strunk herausschneiden.
5. Zwiebel und Ingwer in etwas Kokosfett in einem großen Topf andünsten. Eventuell noch 1 Schuss Wasser hinzugeben, damit nichts anbrennt.
6. Kürbisfleisch, Möhren- und Apfelwürfel dazugeben, mit Brühe aufgießen und etwa 20 Min. köcheln lassen, bis alles weich ist. Dann die Suppe vom Herd nehmen und mit dem Pürierstab fein pürieren. Wenn die Konsistenz zu dick ist, noch 1 Schuss Wasser dazugeben.
7. Die fertige Suppe mit Salz, Pfeffer, Kurkuma, Muskat und Zimt abschmecken. Mit Kürbiskernen und Granatapfelkernen bestreut servieren.

KÜRBIS

Der Kürbis ist ein wahrer Alleskönner. Sein Fruchtfleisch enthält viele Mineralstoffe, Vitamine und ist eine gute Quelle für unlösliche Ballaststoffe. Bei Hokkaido-Kürbis können Sie die Schale grundsätzlich mitverwenden.

DIE GOLDENE SUPPE

DIE SCHWESTER DER GOLDENEN MILCH

1 mittelgroße Süßkartoffel • ½ Sellerie • 1 kleine Zwiebel • 1 Knoblauchzehe • 1 Stück Ingwer (ca. 2 cm) • 1 EL Olivenöl • ½ TL gemahlene Kurkuma • ½ TL gemahlener Kreuzkümmel • ½ TL geriebene Muskatnuss • 1 Msp. Chiliflocken • 200 ml Kokosmilch • 300 ml Gemüsebrühe • Salz • Pfeffer
Für das Topping: 4 Stängel Koriandergrün • 1 Limette • 1 EL Hanfsamen • 2 EL Granatapfelkerne

Für 2 Portionen • 40 Min. Zubereitung • S

1. Süßkartoffel und Sellerie schälen und in Stücke schneiden. Zwiebel, Knoblauch und Ingwer schälen und fein würfeln. Olivenöl in einem Topf erhitzen. Zwiebel, Knoblauch und Ingwer bei mittlerer Hitze andünsten. Gewürze kurz mit anschwitzen, dann Süßkartoffel und Sellerie hinzufügen.
2. Mit Kokosmilch und Gemüsebrühe ablöschen und zugedeckt ca. 30 Min. köcheln lassen, bis alles weich ist. Mit Salz und Pfeffer abschmecken und die Suppe pürieren (wer mag, kann sie auch so lassen).
3. Für das Topping den Koriander waschen, trocken schütteln und die Blättchen klein hacken. Die Limette halbieren und auspressen. Suppe in Teller gießen und mit Koriander, Limettensaft, Hanfsamen und Granatapfelkernen toppen.

TOPSTAR DER ARTHROSE-KÜCHE

Die Goldene Suppe ist ein besonders wertvolles Arthrose-Gericht, da sie eine Vielzahl an entzündungshemmenden und schmerzsenkenden Zutaten wie etwa Ingwer, Kurkuma, Chili, Muskat und Kreuzkümmel vereint.
Versuchen Sie, diese Suppe regelmäßig in Ihren Speiseplan zu integrieren, und greifen Sie insbesondere in Phasen mit starken Gelenkschmerzen häufiger darauf zurück.

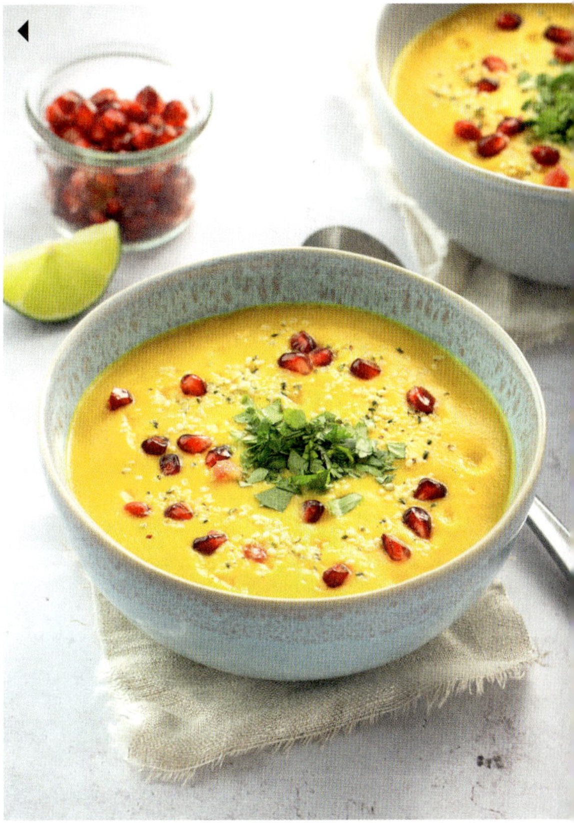

ZUCCHINISPAGHETTI MIT PESTO

PERFEKTE PASTA-ALTERNATIVE

2 Zucchini • 1 EL Olivenöl • 2 EL Pinienkerne (alternativ Sonnenblumenkerne)

Für das Pesto: ½ Zitrone • 1 Knoblauchzehe • 1 Bund Basilikum (alternativ 1 Pck. TK-Basilikum) • 5 EL Olivenöl • 100 g Pinienkerne (alternativ Cashewkerne) • Salz

Für 2 Portionen • 15 Min. Zubereitung

1. Zucchini waschen, putzen und mit einem Spiralschneider in feine Streifen schneiden.
2. Zucchinispaghetti in einer beschichteten Pfanne mit dem Olivenöl in 2–3 Min. biss fest garen.
3. In einer zweiten beschichteten Pfanne die Pinienkerne für das Topping anrösten.
4. Für das Pesto die Zitrone auspressen, den Knoblauch schälen. Basilikum waschen, trocken schütteln und klein hacken. Alle Pestozutaten mit ½ EL Zitronensaft und 1 Prise Salz in einem Mixer pürieren.
5. Pesto über die Zucchininudeln geben, mit den gerösteten Pinienkernen bestreuen und sofort servieren.

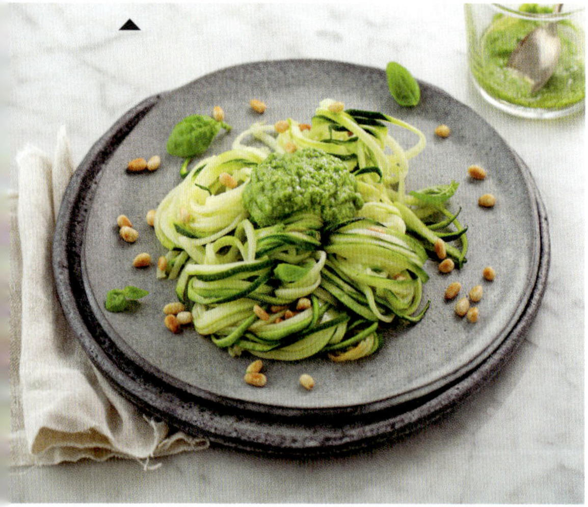

▲

KICHERERBSENSUPPE MIT KURKUMA

BESONDERS BALLASTSTOFFREICH

200 g Kichererbsen (aus der Dose) • ¾ Becher Erbsen • 400 ml Kokosmilch • 1 TL gemahlene Kurkuma • Salz • Pfeffer • 3 Frühlingszwiebeln • 1 TL Granatapfelkerne

Für 2 Portionen • 15 Min. Zubereitung

1. Die Kichererbsen in ein Sieb geben und so lange spülen, bis das Wasser klar ist.
2. Die Erbsen in der Hälfte der Kokosmilch ca. 3 Min. köcheln lassen.
3. Die restliche Kokosmilch, Kichererbsen und Kurkuma dazugeben, weitere 5 Min. köcheln. Mit Salz und Pfeffer abschmecken.
4. Währenddessen Frühlingszwiebeln waschen und in Ringe schneiden. ¾ der Frühlingszwiebeln und 100 ml Wasser mit in den Topf geben und 3 Min. köcheln lassen.
5. Suppe in Teller füllen und mit den restlichen Frühlingszwiebeln und Granatapfelkernen servieren.

(siehe Foto Seite 122)

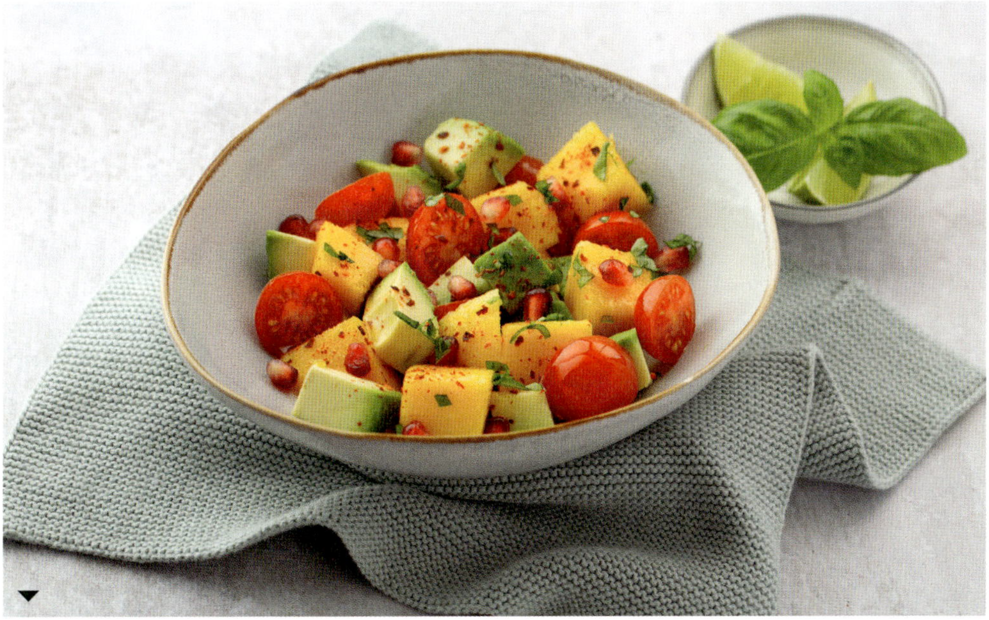

FEURIGER MANGO-AVOCADO-SALAT

FRUCHTIG-SCHARF & ANTIENTZÜNDLICH

1 reife Avocado • 1 reife Mango • 15 Kirschtomaten • ½ Limette • 2 Stängel Basilikum (alternativ 1 EL TK-Basilikum) • 1 EL Olivenöl • 1 EL Leinöl • ½ TL Chiliflocken • Pfeffer • 2 EL Granatapfelkerne

Für 2 Portionen • 10 Min. Zubereitung

1. Avocado und Mango schälen, entkernen beziehungsweise entsteinen und in mundgerechte Würfel schneiden. Tomaten waschen und halbieren.
2. Avocado- und Mangowürfel sowie Tomaten in einer Schale vorsichtig mischen.
3. Limette auspressen. Basilikum waschen, trocken schütteln, die Blättchen abzupfen und klein hacken. Limettensaft und beide Öle über den Salat geben, mit Chiliflocken und Basilikum bestreuen und mit Pfeffer abschmecken.
4. Zum Schluss die Granatapfelkerne auf dem Salat verteilen und sofort servieren.

VARIANTE

Für eine zusätzliche Portion gesunde Ballaststoffe können Sie den Mango-Avocado-Salat mit vorgekochten und gut abgespülten Kichererbsen aus dem Glas oder der Dose verfeinern. Das schmeckt nicht nur gut, sondern sättigt auch anhaltend.

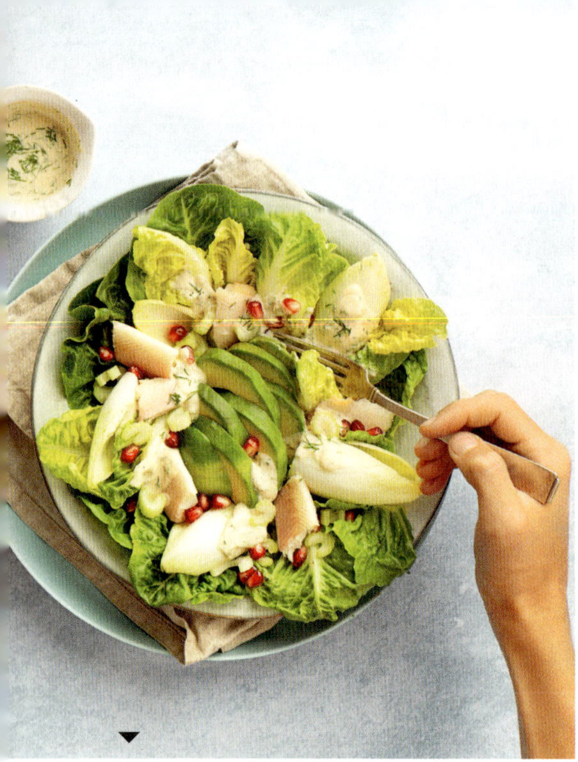

AVOCADO-FORELLEN-SALAT

BITTERSTOFFE FÜR DEN DARM

2 Römersalatherzen • 2 kleine Stauden Chicorée • 2 Stangen Staudensellerie • 1 Avocado • ½ Zitrone • 2 geräucherte Forellenfilets • 2 EL Granatapfelkerne
Für das Dressing: 2 EL Tahin (Sesampaste) • 1 Zitrone • 4 Stängel Dill (alternativ TK-Dill)

Für 2 Portionen • 10 Min. Zubereitung

1. Römersalat und Chicorée waschen und in mundgerechte Stücke zupfen. Sellerie waschen, putzen und die Stangen in Ringe schneiden. Sellerie und Salat als Salatbett auf Teller verteilen.
2. Avocado schälen, entkernen und in Scheiben schneiden. Zitrone auspressen. Avocado mit 1 EL Zitronensaft beträufeln und dekorativ auf das Salatbett setzen.
3. Forellenfilets in mundgerechte Stücke teilen und auf den Salat legen. Mit Granatapfelkernen toppen.
4. Für das Tahin-Dressing die Zitrone halbieren und auspressen. Dill waschen, trocken schütteln und die Spitzen klein hacken. 4 TL Dill mit Zitronensaft und Tahin verrühren. Etwas warmes Wasser dazugeben, um die Sauce flüssiger zu machen. Dressing über dem Salat verteilen und servieren.

SUPERSTAR GRANATAPFEL

Granatapfelkerne enthalten reichlich Antioxidanzien wie Polyphenole, die als Radikalfänger gelten. Die antientzündlichen Wirkstoffe des Granatapfels wirken zudem schmerzlindernd. Trinken Sie daher regelmäßig Granatapfelsaft und geben Sie die Kerne großzügig auf Ihre Mahlzeiten. In vielen Supermärkten erhalten Sie inzwischen schon aus der Frucht gelöste abgepackte Granatapfelkerne, die ich Ihnen für die Rezepte hier der Einfachheit halber empfehle. Aber natürlich können Sie auch ganze Granatäpfel kaufen und die Kerne selbst auslösen.

ROHKÖSTLICHE GURKEN-KALTSCHALE

DAS PERFEKTE SOMMERGERICHT

1 Salatgurke • 1 kleine Knoblauchzehe • 1 Frühlingszwiebel • 1 Stange Staudensellerie • 2 Stängel Dill (alternativ TK-Dill) • ½ Limette • Salz

Für das Topping: 1 Stängel Dill (alternativ TK-Dill) • 2 Dinkel-Grissini • 2 dünne Scheiben Graved Lachs • 1 TL Olivenöl

Für 2 Portionen • 10 Min. Zubereitung

1. Gurke waschen und grob in Stücke schneiden. Knoblauch schälen. Frühlingszwiebel und Sellerie waschen, putzen und ebenfalls grob zerkleinern. Dill waschen, trocken schütteln und die Spitzen klein hacken. Die Limette auspressen.
2. 1 EL Dill, Limettensaft, 1 Prise Salz und alle anderen Suppenzutaten in einen Mixer geben und fein pürieren (mind. 1 Min. lang – alternativ mit dem Stabmixer). Wasser hinzufügen, bis die gewünschte Konsistenz erreicht ist.
3. Für das Topping Dill waschen, trocken schütteln und die Spitzen fein hacken. Grissini mit Lachs umwickeln.
4. Suppe in tiefe Teller füllen, mit Olivenöl beträufeln und mit je 1 TL Dill dekorieren. Lachs-Grissini dazu servieren.

AUS DER SNACKABTEILUNG

Dinkel-Grissini finden Sie zum Beispiel im Drogeriemarkt, wenn Sie bei den Kinder-Snacks nach Dinkel-Stangen schauen.

▲

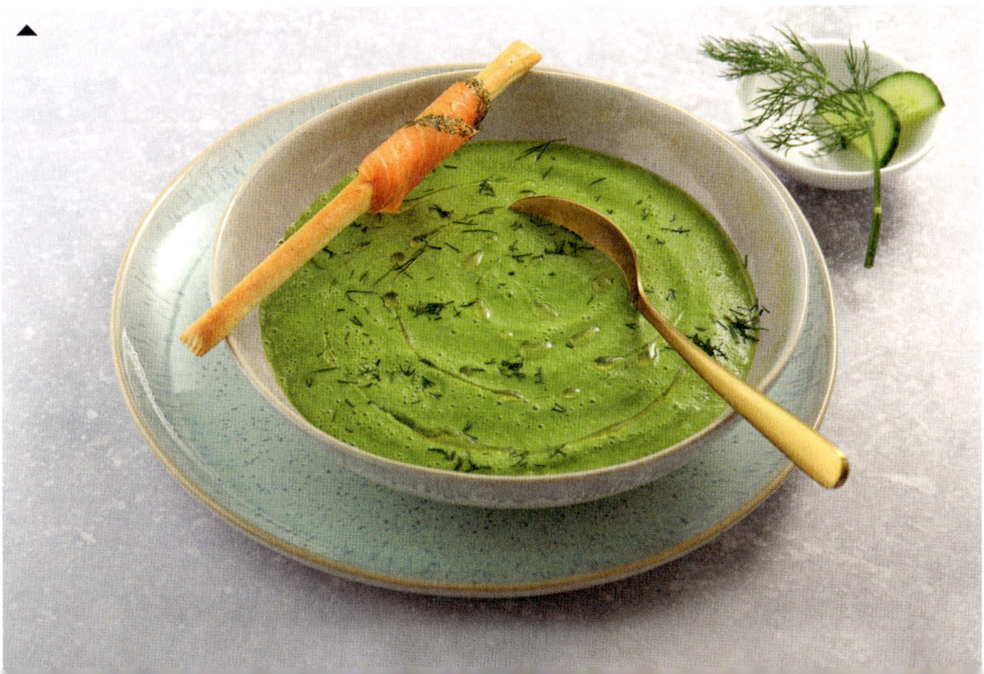

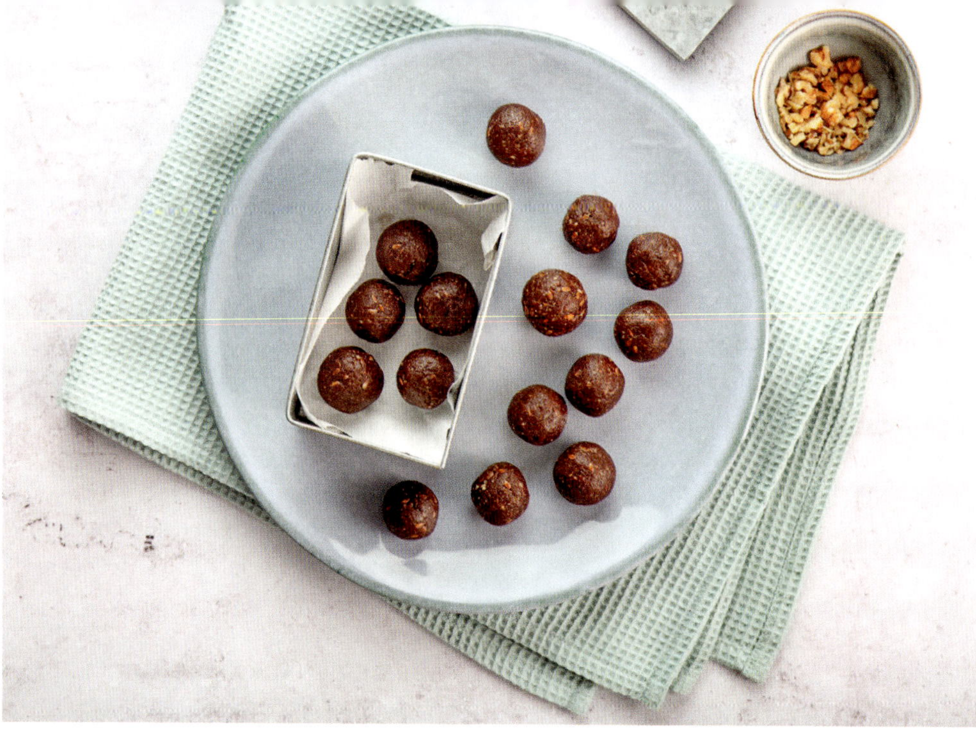

SNACKS & SWEETS

Wenn Sie Gewicht reduzieren möchten, versuchen Sie, auf Snacks zwischendurch zu verzichten. Halten Sie stattdessen möglichst lange Essenspausen zwischen den Mahlzeiten ein – optimal sind vier Stunden. So geben Sie Ihrem Darm und dem gesamten Organismus Zeit, sich um interne Aufräum- und Reinigungsprozesse zu kümmern. Wenn aber doch mal der kleine Hunger anklopft, greifen Sie zu einer der gesunden Kleinigkeiten aus diesem Kapitel. Wie wäre zum Beispiel mit den Schoko-Energie-Kugeln von **Seite 135?** Alternativ können Sie sich am Nachmittag auch mal eine Goldene Milch (**siehe Seite 137**) gönnen. Das goldgelbe Getränk, das ursprünglich aus Asien stammt, versorgt Ihren Körper mit einer Extraportion entzündungshemmenden Gewürzen.

SNACK-IDEEN FÜR ZWISCHENDURCH

Wenn Sie keine Zeit oder Lust haben, sich einen Snack zuzubereiten, wenn das Selbstgemachte gerade aufgefuttert ist oder wenn Sie unterwegs sind, können Sie ruhig auch mal zu etwas Fertigem greifen. Einen schnellen Energieschub geben zum Beispiel 1 Handvoll Nüsse oder 1 Banane. Auch 1 kleines Stück dunkle Schokolade mit mindestens 70 Prozent Kakaogehalt **(siehe Seite 44)** ist hin und wieder erlaubt und kann sogar eine entzündungshemmende Wirkung haben. Oder snacken Sie doch ein paar Datteln (am besten die Sorte Medjool Dates). Besonders lecker schmecken Datteln, wenn sie mit Mandelmus gefüllt sind. Auch ein Nussriegel aus dem Biomarkt ist ein guter Helfer gegen den kleinen Hunger. Am besten haben Sie die gesunden Snacks immer griffbereit, dann kommen Sie nicht in Versuchung, beim nächsten Bäcker oder Imbissstand zu sündigen.

FEINE DATTELN – MEDJOOL DATES

Die Sorte Medjool Dates ist aus meiner Sicht besonders empfehlenswert, da die Datteln groß, sehr weich und cremig sind. Sie lassen sich gut verarbeiten und haben eine feine aromatische Karamellnote. Sie sind in Biomärkten und in gut sortierten Supermärkten erhältlich.

SCHOKO-ENERGIE-KUGELN

NÄHRSTOFFREICH & EINFACH KÖSTLICH

Je 1 Becher Mandeln, Pekannusskerne (alternativ Walnusskerne) und entsteinte Datteln (am besten Medjool Dates) • 1 EL Leinsamen (alternativ Chia-Samen) • 1 EL rohes Kakaopulver • ½ TL Zimtpulver (alternativ gemahlene Vanille) • 1 EL Kokosöl

Für 15–20 Kugeln • 10 Min. Zubereitung • mind. 2 Std. Kühlen

1. Alle Zutaten in einem Food Processor oder einer Küchenmaschine vermengen, bis eine homogene Masse entstanden ist und die Masse sich zu einer Kugel verbunden hat. Dann herausnehmen und mit nassen Händen walnussgroße Bällchen formen.
2. Kugeln in eine luftdichte Box oder ein Glas legen und vor dem Genuss 2–3 Std. in den Kühlschrank stellen.
(siehe Foto Seite 134)

KRAFTSPENDE

Energie-Kugeln sind der perfekte süße Snack für zwischendurch und bleiben im Kühlschrank etwa drei Wochen frisch. Sie spenden Power, liefern gute Fette und sind kleine Nährstoff-Kraftpakete.

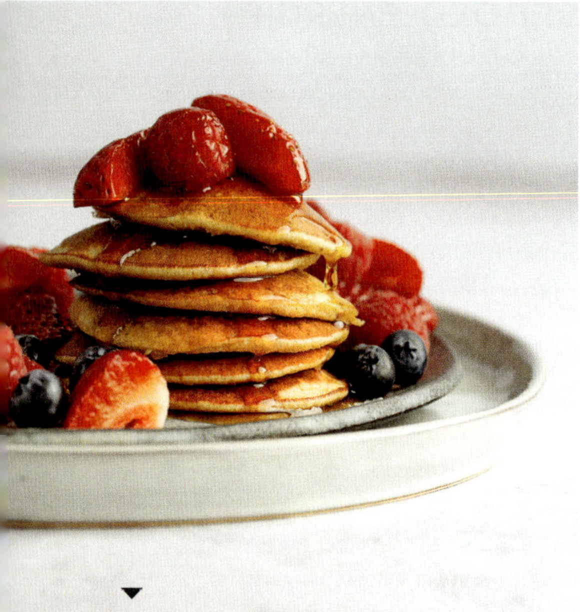

BLITZ-MINI-PANCAKES

AUCH ALS FRÜHSTÜCK TOP

2 reife Bananen • 5 EL feine Haferflocken • 3 Eier • 1 Prise Zimtpulver
Für das Topping: 1 Handvoll Beeren • 1 Schuss Ahornsirup nach Belieben
Außerdem: Kokosfett zum Ausbacken

Für 8–10 kleine Pancakes • 10 Min. Zubereitung

1. Bananen schälen und grob in Stücke schneiden. Dann mit allen anderen Teigzutaten in einen Mixer geben und kurz mixen, bis eine klumpenfreie Masse entsteht.
2. Etwas Kokosfett in eine beschichtete Pfanne geben und den Teig portionsweise von beiden Seiten bei mittlerer Hitze ausbacken. Die Mini-Pancakes dabei regelmäßig wenden. Sie sind fertig, wenn sie von beiden Seiten leicht gebräunt sind.
3. Beeren für das Topping waschen und gegebenenfalls etwas klein schneiden. Pancakes auf Teller verteilen und mit Beeren und Ahornsirup nach Belieben toppen.

GERÖSTETE NÜSSE

KNUSPRIGER GENUSS MIT GUTEN FETTEN

Je ½ Becher Cashewkerne, Sonnenblumenkerne, Pekannusskerne und Mandeln • 2 EL Kokosöl • ½ EL Zimtpulver • ½ EL gemahlene Vanille • 2 EL Ahornsirup

Für 1 Blech • 5 Min. Zubereitung • 20 Min. Backen

1. Backofen auf 180° vorheizen.
2. Nüsse und Kerne in eine Schale geben.
3. Kokosöl in einem kleinen Topf zum Schmelzen bringen (Achtung: Es darf nicht qualmen). Zimt, Vanille sowie Ahornsirup dazugeben und alles gut verrühren.
4. Die Koksölmischung über die Nüsse gießen und gut verteilen. Die Nüsse nun gleichmäßig auf einem mit Backpapier ausgelegten Backblech verteilen und im Ofen auf der mittleren Schiene 15–20 Min. backen, bis sie leicht braun und etwas knusprig sind. Zwischendurch immer wieder mit einem Kochlöffel wenden.
5. Die fertigen Nüsse gut abkühlen lassen und in ein luftdichtes Glas füllen.

HAFERFLOCKENKEKSE MIT SCHOKOTROPFEN

KNUSPRIG & GESUND

2 reife Bananen (gerne mit schwarzen Punkten auf der Schale) • 160 g feine Haferflocken • 1 Handvoll Schokotropfen (Schokodrops)

Für ca. 25 Stück • 5 Min. Zubereitung • 15 Min. Backen • Ⓢ

1. Backofen auf 170° vorheizen.
2. Bananen schälen und zu Mus zerdrücken. Die anderen Zutaten dazugeben und zu einem Teig vermengen. Kleine Kugeln aus dem Haferflockenteig formen und auf einem mit Backpapier ausgelegten Backblech etwas flach drücken.
3. Die Kekse ca. 15 Min. im Ofen backen.

GOLDENE MILCH

MIT SCHMERZSENKENDEN GEWÜRZEN

1 Stück Ingwer (ca. 1 cm) • 250 ml Mandeldrink • 1 TL gemahlene Kurkuma • 1 TL Zimtpulver • 1 Msp. geriebene Muskatnuss • 1 TL Kokosöl • ½ TL Dattelsirup (alternativ Agavendicksaft)

Für 1 Becher • 10 Min. Zubereitung

1. Ingwer schälen und reiben. ½ TL Ingwer mit allen anderen Zutaten in einen kleinen Topf geben und auf dem Herd erwärmen, aber nicht aufkochen.
2. Die Goldene Milch dann mit einem Milchaufschäumer oder Schneebesen aufschäumen und sofort servieren.

TOP GEGEN ENTZÜNDUNGEN

Eine Goldene Milch – auch bekannt als Kurkuma Latte – ist DER Anti-Entzündungsdrink und schmeckt zu jeder Tageszeit.

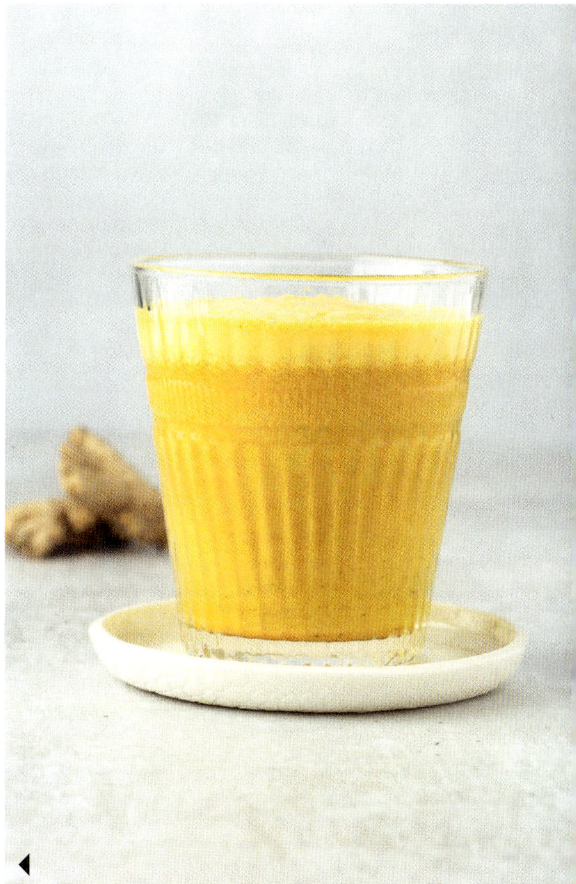

MUSTER-WOCHENPLAN

Sie haben nun viele Rezepte vom Frühstück bis zum Abendessen kennengelernt und können ganz nach Geschmack kombinieren. Um Ihnen ein Beispiel zu geben, wie Ihr Anti-Arthrose-Speiseplan von nun an aussehen könnte, habe ich Ihnen einen Muster-Wochenplan zusammengestellt, an dem Sie sich beispielhaft orientieren können.

	Montag	Dienstag	Mittwoch	Donnerstag	Freitag
Nach dem Aufstehen	1 Glas Ingwer-Zitronen-Wasser **(siehe Seite 103)** Um den Körper gleich morgens gut zu hydrieren, trinken Sie danach als erstes Frühstück 1 große Tasse Basen- oder Kräutertee.	1 Glas Ingwer-Zitronen-Wasser **(siehe Seite 103)** Um den Körper gleich morgens gut zu hydrieren, trinken Sie danach als erstes Frühstück 1 große Tasse Basen- oder Kräutertee.	1 Glas Ingwer-Zitronen-Wasser **(siehe Seite 103)** Um den Körper gleich morgens gut zu hydrieren, trinken Sie danach als erstes Frühstück 1 große Tasse Basen- oder Kräutertee.	1 Glas Ingwer-Zitronen-Wasser **(siehe Seite 103)** Um den Körper gleich morgens gut zu hydrieren, trinken Sie danach als erstes Frühstück 1 große Tasse Basen- oder Kräutertee.	1 Glas Ingwer-Zitronen-Wasser **(siehe Seite 103)** Um den Körper gleich morgens gut zu hydrieren, trinken Sie danach als erstes Frühstück 1 große Tasse Basen- oder Kräutertee.
Frühstück	Hafer-Hirse-Gelenk-Porridge **(siehe Seite 100)** Das Porridge lässt sich gut vorkochen, morgens müssen Sie es dann nur aufwärmen.	Beerensalat mit Vanille-Dressing **(siehe Seite 95)**	Super-Green-Smoothie **(siehe Seite 104)** + 1 Banane	Obstsalat (Früchte nach Wahl) mit 1–2 EL Nuss-Granola **(siehe Seite 98)** oder 10 Walnusskernen, dazu 2 EL Cashew-Joghurt + ½ TL Zimtpulver	Geröstetes Dinkelbrot mit Avocadowürfeln **(siehe Seite 101)**
Snack bei Bedarf vor- oder nachmittags	Himbeer-Chicorée-Smoothie **(siehe Seite 105)**	Gelenk-Dip **(siehe Seite 123)** mit Gemüsesticks	4 Energie-Kugeln **(siehe Seite 135)**	Grüner Smoothie nach Wahl (zum Mitnehmen geeignet)	1 Banane und 2 Haferflockenkekse **(siehe Seite 137)**

	Montag	Dienstag	Mittwoch	Donnerstag	Freitag
Mittagessen	Entzündungshemmendes Joker-Curry **(siehe Seite 116)**	Stampfkartoffeln mit grüner Sauce und Rollmops **(siehe Seite 121)**	Asiatische Gemüsepfanne mit Tofu **(siehe Seite 116)**	Süßkartoffeln mit Avocado **(siehe Seite 115)**	Ofengemüse mit Lachs **(siehe Seite 121)**
Abendessen	Feuriger Mango-Avocado-Salat mit Chiliflocken **(siehe Seite 131)** Essen Sie evtl. 1 Scheibe geröstetes Dinkelbrot dazu. Trinken Sie dazu Wasser oder einen Kräutertee.	Vollkornbrot (kein Weizen) mit pflanzlichen Aufstrichen oder Avocadoscheiben. Dazu: Rohkost, Rollmops oder Brathering **(siehe Brotzeit-Baukasten Seite 124)**. Trinken Sie dazu Wasser oder einen Kräutertee.	Kichererbsensuppe mit Kurkuma **(siehe Seite 130)** Trinken Sie dazu Wasser oder einen Kräutertee.	Avocado-Forellen-Salat **(siehe Seite 132)** Trinken Sie dazu Wasser oder einen Kräutertee.	Zucchinispaghetti mit Pesto **(siehe Seite 130)** Wenn es mal schnell gehen muss, greifen Sie zu enem veganem gekauftem Pesto. Trinken Sie dazu Wasser oder einen Kräutertee.

WEITERE GETRÄNKE

Trinken Sie zwischen Frühstück und Mittagessen sowie zwischen Mittagessen und Abendessen je 1 Liter stilles Wasser. Stellen Sie als kleine Gedächtnisstütze zum Beispiel zu jeder vollen Stunde ein volles Glas Wasser neben sich auf den Tisch.

Nachmittags können Sie zusätzlich auch noch eine Goldene Milch (**siehe Seite 137**) genießen. Beenden Sie den Tag vor dem Schlafengehen mit 1 Tasse Basentee.

So fängt der Tag gut an: Starten Sie täglich mit 1 Glas Zitronen-Ingwer-Wasser.

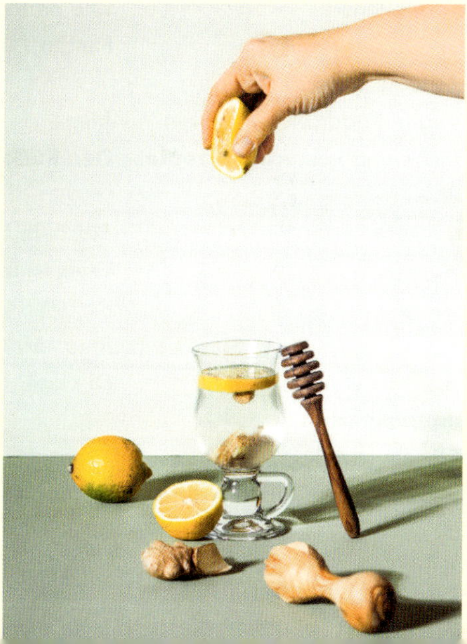

BÜCHER, DIE WEITERHELFEN

Corrett, Natasha; Edgson, Vicki
Vegetarisch basisch gut. 100 einfache basische Rezepte für Genießer
AT Verlag

Dücker, Kathrin
Smart Fasten – Alles rund um den bewussten Nahrungsverzicht
frechverlag

Klemme, Felix
Natürlich essen Das ganzheitliche Ernährungskonzept
Knaur Verlag

Zapatka, Bianca
Vegan Foodporn – 100 einfache und köstliche Rezepte
Riva

GRÄFE UND UNZER VERLAG

Bracht, Petra
Intervallfasten Für ein langes Leben – vegan, schlank und gesund

Feil, Wolfgang; Homburg, Tobias
Arthrose endlich heilen

Froböse, Ingo
Stoffwechsel-Reset

Guth, Christian; Hickisch, Burkhard
Grüne Smoothies

Kittler, Martina
Happy Buddha Bowls

Lützner, Hellmut; Million, Helmut
Richtig essen nach dem Fasten

Lützner, Hellmut
Wie neugeboren durch Fasten

Marianowicz, Martin
Den Rücken selbst heilen

Reichelt, Peggy
Women in Balance

Riedl, Matthias
Die Longevity-Food-Formel

Wacker, Sabine; Näser, Brita
Basenfasten für die Gelenke

ADRESSEN, DIE WEITERHELFEN

www.arthroseforumaustria.at
Österreichs Selbsthilfeplattform für Arthrose-Betroffene

www.einfachsmartessen.de
Website von Kathrin Dücker, Arthrose-Beratung & Gesundheitscoaching für Frauen 40+

Instagram
Viele Tipps zu den Themen Arthrose und Frauengesundheit 40+ finden Sie auf Kathrin Dückers Instagram Account (Instagram-Name: einfach_smart_essen).

Arthrose Online Kurs
Zu Kathrin Dückers 12-Wochen Arthrose Online Kurs: www.einfachsmartessen.de

www.rheuma-liga.de
Deutsche Rheuma-Liga Bundesverband e. V.
Welschnonnenstr. 7, Bonn
bv(at)rheuma-liga.de

www.rheumaliga.ch
Rheumaliga Schweiz
Josefstr. 92, Zürich
info@rheumaliga.ch

SACHREGISTER

REZEPTREGISTER

Wichtiger Hinweis

IMPRESSUM

G|U

GU ist eine eingetragene Marke der GRÄFE UND UNZER VERLAG GmbH, www.gu.de

ISBN 978-3-8338-7973-9
5. Auflage 2025

Projektleitung: Nadine Widl
Lektorat: Ulrike Geist
Bildredaktion:
Nele Schneidewind
Umschlaggestaltung: ki36, Ngoc Le-Tümmers, München
Layout: independent Medien-Design, Horst Moser, München
Herstellung: Petra Roth
Satz: griesbeckdesign, Dorothee Griesbeck
Reproduktion: Medienprinzen GmbH, München

Druck und Bindung: Firmengruppe APPL, aprinta druck, Wemding

Umwelthinweis
Nachhaltigkeit ist uns sehr wichtig. Der Rohstoff Papier ist in der Buchproduktion hierfür von entscheidender Bedeutung. Daher ist dieses Buch auf PEFC-zertifiziertem Papier gedruckt. PEFC garantiert, dass ökologische, soziale und ökonomische Aspekte in der Verarbeitungskette unabhängig überwacht werden und lückenlos nachvollziehbar sind.

Die GU-Homepage finden Sie unter www.gu.de

Bildnachweis
Cover: Getty Images
Food Fotografie: Tina Engel
Illustrationen: Nadia Gasmi: S. 10, 58;
Innenteil:
Adobestock: S. 12, 139; Getty Images: S. 32, 36, 38, 49, 51, 59, 64, 66, 70, 77, 80, 83, 91, 92, 95; Istock: S. 6, 8, 14, 28, 35_1, 43, 46, 57, 54, 87 und alle Freisteller für die Umschläge; Picture People: S. 4; seasons agency/GU Archiv: S. 16, 60, 63, 89; Shutterstock: S. 22, 26; Stocksy: S. 25, 61, 72;

Syndication:
www.imageprofessionals.com

QUALITÄTS G|U GARANTIE

LIEBE LESERINNEN UND LESER,

wir wollen Ihnen mit diesem Buch Informationen und Anregungen geben, um Ihnen das Leben zu erleichtern oder Sie zu inspirieren, Neues auszuprobieren. Wir achten bei der Erstellung unserer Bücher auf Aktualität und stellen höchste Ansprüche an Inhalt und Gestaltung. Alle Anleitungen und Rezepte werden von unseren Autoren, jeweils Experten auf ihren Gebieten, gewissenhaft erstellt und von unseren Redakteur*innen mit größter Sorgfalt ausgewählt und geprüft.

Haben wir Ihre Erwartungen erfüllt? Sind Sie mit diesem Buch und seinen Inhalten zufrieden? Wir freuen uns auf Ihre Rückmeldung. Und wir freuen uns, wenn Sie diesen Titel weiterempfehlen, in Ihrem Freundeskreis oder bei Ihrem Online-Kauf.

Sollten wir Ihre Erwartungen so gar nicht erfüllt haben, tauschen wir Ihnen Ihr Buch jederzeit gegen ein gleichwertiges zum gleichen oder ähnlichen Thema um.

KONTAKT ZUM LESERSERVICE

GRÄFE UND UNZER VERLAG
Grillparzerstraße 8
81675 München
www.gu.de